Tests dynamiques endocriniens

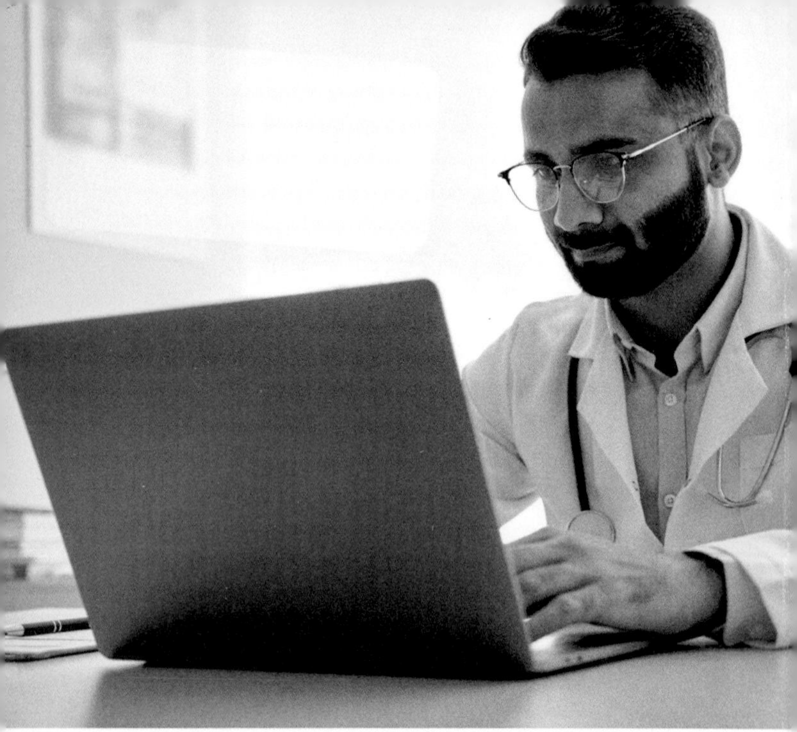

Collection Facile

Tests dynamiques endocriniens

Éric Raynaud de Mauverger
Professeur des Universités–Praticien Hospitalier,
Université et CHU de Montpellier

Elsevier Masson

ELSEVIER

Elsevier Masson SAS, 65, rue Camille-Desmoulins, 92442 Issy-les-Moulineaux cedex, France

Tests dynamiques endocriniens de Éric Raynaud de Mauverger.

ISBN : 978-2-294-77618-2
e-ISBN : 978-2-294-77751-6

Table des matières

Partie 3

Dossiers clinico-biologiques

Compléments en ligne

Les protocoles des principaux tests dynamiques endocriniens présentés dans les fiches de la Partie 2 sont également disponibles en ligne. Pour voir ces compléments en ligne, connectez-vous sur http://www.em-consulte.com/e-complements/477618 et suivez les instructions.

Partie 2. Pour la pratique : synthèse des principaux tests dynamiques endocriniens

Avant-propos

En 1974 (l'auteur de ces lignes avait alors 9 ans...), les éditions du laboratoire Sandoz publiaient un ouvrage intitulé *Explorations dynamiques en endocrinologie*.
Les auteurs soulignaient en introduction que l'endocrinologie utilisait « depuis plus de 20 ans des épreuves dynamiques, trop souvent considérées comme obscures et ésotériques » et se proposaient de « lever le voile de mystère planant sur ce secteur capital de l'endocrinologie clinique ».
Cinquante ans plus tard, la pratique des tests dynamiques est toujours bien présente et intégrée dans la démarche diagnostique des pathologies endocriniennes. Leur positionnement a malgré tout beaucoup évolué et doit être globalement reconsidéré, dans une vision très interfacée avec la pratique clinique.
Puisse cet opuscule se révéler aussi pédagogique que son lointain prédécesseur, qui a été l'un des premiers à aborder ce sujet de façon schématique et synthétique.

Abréviations

ACTH	*adrenocorticotropic hormone* (corticostimuline ou hormone adrénocorticotrope)
ADH	*anti-diuretic hormone* (hormone antidiurétique ou vasopressine)
AVP	*arginine vasopressin* (vasopressine ou hormone antidiurétique)
CBG	*corticosteroid binding globulin* (transcortine)
CRH	*corticotropin releasing hormone* (corticolibérine)
DI	diabète insipide
FSH	*follicle-stimulating hormone* (hormone folliculostimulante)
GH	*growth hormone* (hormone de croissance)
GHRH	*growth hormone releasing hormone* (hormone de libération de l'hormone de croissance ou somatolibérine)
GHS-R	*growth hormone secretagogue receptor* (récepteur sécrétagogue de la GH)
GnRH	*gonadotropin releasing hormone* (gonadolibérine)
HAS	Haute Autorité de santé
HGPO	hyperglycémie provoquée par voie orale
HOMA	*homeostasis model assessment*
HTA	hypertension artérielle
ID	indice de disposition
IGF-1	insuline-like *growth factor 1* (somatomédine C)
IMC	indice de masse corporelle
IRM	imagerie par résonance magnétique
LH	*luteinizing hormone* (hormone lutéinisante)
LH-RH	*luteinizing hormone-releasing hormone* (hormone de libération de l'hormone lutéinisante)
NA	noyau arqué
NPV	noyau paraventriculaire
NSO	noyau supraoptique
PNDS	protocole national de diagnostic et de soins
RAR	rapport aldostérone–rénine
rhGH	*recombinant human growth hormone* (hormone de croissance humaine recombinante)
SRIF	*somatotropin release-inhibiting factor* (somatostatine)
T4L	thyroxine libre ou tétraiodothyronine libre
TDM	tomodensitométrie
TEP-FDG	tomodensitométrie par émission de positons au fluoro-désoxy-D-glucose
TRH	*thyrotropin releasing hormone* (thyréolibérine)
TSH	*thyroid stimulating hormone* (thyréostimuline)

Partie 1

Physiologie et physiopathologie

Généralités

Une hormone peut être définie très simplement comme une molécule produite par une glande endocrine. Elle passe dans la circulation sanguine et peut alors exercer un effet à distance, sur des organes, tissus ou cellules cibles. Elle peut aussi avoir une action sur des cellules proches – on parle d'effet paracrine –, ou encore sur les cellules mêmes qui la produisent – on parle dans ce cas d'effet autocrine.
Historiquement, le premier dosage hormonal a été celui de l'insuline, réalisé dans les années 1960 selon une méthode radio-immunologique par Solomon Berson et Rosalyn Yalow. En 1972, Berson décède. En 1977, Yalow obtient le prix Nobel de physiologie ou médecine pour la mise au point des techniques d'immunodosage des hormones peptidiques, prix partagé avec deux autres chercheurs travaillant aussi dans le domaine de l'endocrinologie des peptides. Les travaux de Yalow, qui avait pour modèle de vie Marie Curie, ont ouvert un champ infini dans les domaines de la recherche fondamentale ou appliquée, avec la possibilité de doser de façon très précise dans un milieu biologique une substance s'y trouvant en quantité infime. En ce sens, Yalow et Berson peuvent être considérés comme à l'origine de l'exploration biologique des pathologies endocriniennes et métaboliques.
Cette exploration peut dès lors se décliner en trois niveaux.

Les trois niveaux de l'exploration

Premier niveau

Il correspond à celui des **dosages hormonaux de base**. Il est certain que les principes de dosage ont beaucoup évolué depuis Yalow et Berson, avec une amélioration parallèle de leurs qualités analytiques et de leur valeur diagnostique.
La plupart des pièges d'interprétation sont désormais connus et maîtrisés. Le dernier à avoir été très étudié est l'interférence de la biotine dans les immunodosages utilisant la liaison biotine–streptavidine, qui dépend de façon étroite de la concentration en biotine. La biotine, ou vitamine B8, a longtemps été prescrite à doses modérées comme complément alimentaire en dermatologie et cosmétologie (5 à 30 mg/24 h) ; sa prescription depuis 2016 à des doses bien plus élevées (100 à 300 mg/24 h) dans le traitement de la sclérose en plaques a généré cette interférence, avec des

erreurs par excès pour les dosages de type compétitif, par défaut pour ceux de type sandwich. Cette interférence est d'autant plus confondante qu'un profil biologique peut se révéler cohérent mais ne correspondre à aucune réalité clinique : on a ainsi pu observer des bilans d'hyperthyroïdie chez des sujets parfaitement normothyroïdiens. Le monde médical et biologique est désormais très sensibilisé à ce problème. Il est recommandé d'effectuer le prélèvement de l'échantillon sanguin au moins 8 h après la dernière prise de biotine, dès lors que la dose est supérieure à 5 mg/24 h (figure 1.1).
Les progrès techniques ont par ailleurs permis de repousser les limites de détection des hormones ; c'est d'autant plus vrai que le recours aux méthodes de spectrométrie de masse en tandem est actuellement dans une phase d'application à la pratique routinière ; toutefois, cette technologie de pointe possède aussi ses propres phénomènes d'interférence.
Les valeurs diagnostiques d'un dosage hormonal de base, soigneusement interprétées dans le contexte clinique du patient, sont donc de plus en plus élevées. Suffisent-elles toujours pour autant ? L'hormonologie est un domaine de la biologie où la notion d'intervalle de référence demeure complexe et où la réalité physiologique du patient doit primer. Il est classique de citer l'exemple d'un sujet présentant de façon physiologique une valeur de T4L (thyroxine libre) dans le quartile inférieur de l'intervalle de référence ; une élévation de T4L dans le quartile supérieur de cet intervalle pourrait alors déjà traduire une hyperthyroïdie, et le raisonnement inverse s'applique de la même façon. Néanmoins, force est de reconnaître que les limites des dosages hormonaux de base sont de moins en moins prégnantes.

Deuxième niveau

Il permet d'apprécier le profil de sécrétion d'une hormone, en relation avec un rythme nycthéméral ou une pulsatilité particulière, par des dosages répétés ou **cycles de dosages** (figure 1.2).
La sécrétion du cortisol est soumise à un rythme nycthéméral : elle est minimale à minuit et maximale le matin entre 7 h et 10 h. Les modifications du mode de vie, comme le travail de nuit, perturbent ce rythme circadien. Des perturbations sont également associées à des situations pathologiques (syndrome de Cushing, polyarthrite rhumatoïde) ou à des évolutions physiologiques comme le vieillissement.
Un cycle de cortisol comporte généralement des prélèvements à 8 h, 12 h, 16 h, minuit et 4 h.
L'hormone de croissance (*growth hormone* ou GH) présente la particularité d'être sécrétée de façon discontinue et pulsatile. Entre les pics de sécrétion, l'hormone peut être quasiment indétectable. L'amplitude des pics est maximale pendant le sommeil du début de nuit : c'est un phénomène particulièrement marqué chez l'enfant

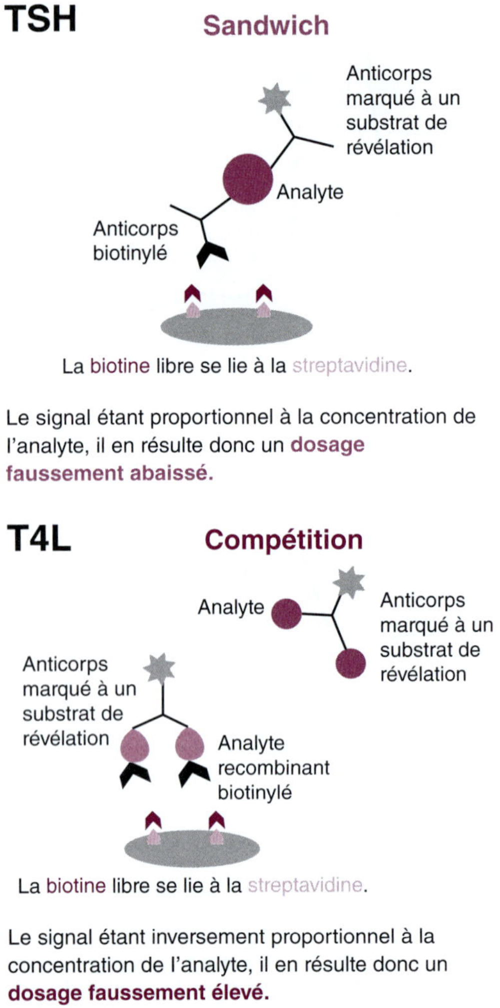

Figure 1.1 Exemple de l'interférence de la biotine (300 mg/24 h) sur un bilan thyroïdien biologiquement compatible avec une hyperthyroïdie. Thyréostimuline (TSH) faussement effondrée : 0,01 µU/mL (intervalle de référence ou IR : 0,5–5,7) ; thyroxine libre (T4L) faussement élevée : 7,1 ng/dL (IR : 0,8–2).
D'après Emile C. Interférence de la biotine dans certains immunodosages. Option Bio *2018 ; 89 : 26-28.*

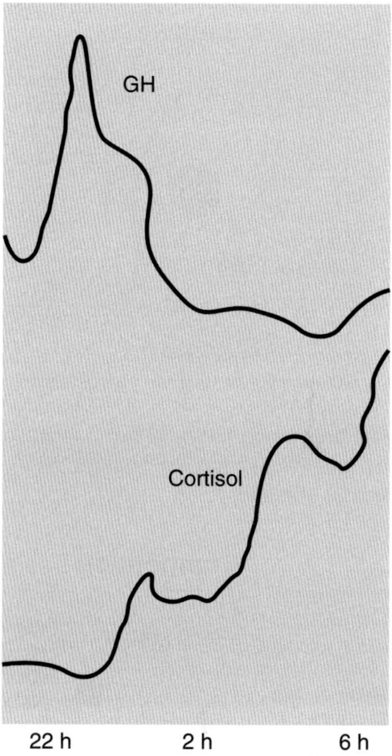

Figure 1.2 Profils de sécrétion du cortisol et de la GH pendant la nuit.

et le jeune adulte. On observe aussi des pics diurnes, liés aux repas, au stress ou à l'activité physique. Il a été ainsi proposé de diagnostiquer le déficit en GH de l'enfant par l'abolition des pics de sécrétion nocturne, mais l'étude du profil sur toute une nuit nécessite une hospitalisation et se révèle complexe à mettre en œuvre en pratique. C'est une difficulté éprouvée à titre personnel durant mon externat au CHU de Montpellier, dans le service du Pr André Orsetti, où nous étions sollicités pour assurer quelques « nuits GH ». Après mise en place d'un cathéter et endormissement de l'enfant, des prélèvements sanguins étaient réalisés toutes les 30 minutes : il était alors possible de mettre en évidence une éventuelle discordance entre une réponse physiologique de GH aux tests dynamiques et une sécrétion nocturne déficitaire. Mais cela n'était pas toujours réalisable : parfois, l'enfant se réveillait, arrachait volontairement

ou non le cathéter, ou bien celui-ci se bouchait, et le stress induit pouvait conduire à arrêter l'exploration, en laissant enfin l'enfant dormir…

Troisième niveau

C'est celui des **tests dynamiques**, lorsque l'exploration de base ne suffit plus et que des données complémentaires sont nécessaires. Les tests dynamiques sont de deux natures : tests de stimulation ou de freinage d'un axe hormonal. Les **tests de stimulation** sont le plus souvent utilisés dans les situations d'insuffisance hormonale et permettent d'évaluer la capacité de synthèse et la réserve sécrétoire de l'axe considéré. La stimulation résulte de l'administration d'une substance exogène, qui agit directement à un niveau défini de l'axe étudié, mais elle peut être aussi indirecte, par modification de l'état physiologique : hypoglycémie ou restriction hydrique, par exemple. Les **tests de freinage** sont utilisés lorsque l'on suspecte l'hyperfonctionnement d'un axe hormonal : une hormone exogène en excès ou d'action supérieure à son homologue physiologique permet d'apprécier la fonctionnalité du rétrocontrôle négatif sur l'axe considéré – par exemple, un glucocorticoïde comme la dexaméthasone dans les hypercorticismes –, ou alors un facteur de régulation évalue la capacité d'inhibition de la sécrétion hormonale – par exemple, le glucose sur la sécrétion de GH. Il existe des situations plus complexes ou un test de stimulation peut aussi être réalisé en cas de suspicion d'hyperfonctionnement ou de résistance à l'action d'une hormone. Si l'on doit réaliser chez un même patient les deux types de tests, on commencera par les tests de stimulation, en raison d'un effet parfois prolongé des tests de freinage.

Comment peut-on classer et expliciter les tests dynamiques ?

Le plus souvent, ils sont présentés selon la dichotomie envisagée précédemment, par axe hormonal, ce qui ramène au contexte physiopathologique.

Comment sont utilisés aujourd'hui les tests dynamiques ?

Cette question se posait déjà il y a une vingtaine d'années, motivée par les progrès techniques réalisés, tant en biologie médicale, comme nous l'avons évoqué, que dans le domaine de l'imagerie. Ils sont en fait beaucoup moins prescrits qu'auparavant. Ils demeurent nécessaires dans la démarche d'exploration d'une hypersécrétion hormonale, beaucoup moins dans celle d'une insuffisance, où la confrontation des dosages de base et du contexte clinique occupe

désormais la première place. Le biologiste doit donc accepter que le bon sens clinique prime sur la biologie, ce qui au fond n'a jamais cessé d'être !

Comment réaliser et interpréter les tests dynamiques ?

En 1997, la Mayo Clinic a publié un retour d'expérience sur cette question, rapportant la création dès 1976 d'un centre d'exploration dynamique endocrinienne, au sein de leur département d'endocrinologie clinique, permettant la rationalisation de la prescription des tests, leur réalisation par un personnel formé et l'harmonisation des procédures. Environ 6000 tests étaient alors réalisés par an. La publication concluait à la possibilité, sinon la nécessité, de pouvoir transposer ce modèle dans n'importe quel hôpital. C'était un souhait légitime, mais peut-être malgré tout un vœu pieux… Les tests endocriniens dynamiques demeurent encore aujourd'hui un domaine de l'exploration fonctionnelle fortement marqué par un esprit d'école. L'indication d'un test plutôt qu'un autre fait souvent débat. Il serait faux de dire que les procédures sont très différentes d'un centre à l'autre, mais il n'existe pas toujours de consensus sur les temps de prélèvement pour un test donné, ni sur les valeurs de référence ou bien les seuils décisionnels pour son interprétation. L'harmonisation a pourtant fait un grand chemin, comme en témoignent régulièrement les conférences de consensus ou les séances « de controverse » des sociétés savantes nationales et internationales, ainsi que les nombreuses publications qui traitent de cette question.

Textes de référence
Chanson P, Young J. (Dir.) *Traité d'endocrinologie.* 2nde éd. Cachan : Lavoisier ; 2018.

Complexe hypothalamo-hypophysaire et axes neuroendocriniens

Organisation générale du complexe hypothalamo-hypophysaire

Le complexe hypothalamo-hypophysaire est un ensemble anatomo-fonctionnel constitué de l'hypothalamus et de l'hypophyse, reliés par la tige pituitaire, qui naît de l'éminence médiane ou infundibulum. L'hypothalamus est une région du cerveau indispensable à la vie, alors que l'hypophyse est une glande endocrine, certes très proche de l'hypothalamus, mais située en dehors du cerveau (figure 2.1).

L'hypothalamus est localisé dans la partie ventrale du diencéphale, au niveau du troisième ventricule. Ses limites anatomiques sont toutefois imprécises et fixées de manière arbitraire. On peut dire que l'hypothalamus est délimité à l'avant par la lame terminale, à l'arrière par le pédoncule cérébral et latéralement par la capsule interne et les tractus optiques. Sur le plan embryologique, il dérive du neurectoblaste.

L'hypothalamus peut être considéré comme une zone d'intégration d'informations d'origines multiples, ce qui est facilité par sa localisation centrale au niveau du cerveau. Il est ainsi impliqué dans les régulations nerveuses mais aussi endocriniennes. Les corps cellulaires hypothalamiques sont regroupés en noyaux, qui produisent des neurohormones, essentielles à la fonctionnalité hypothalamo-hypophysaire. On retrouve aussi dans l'hypothalamus un très grand nombre de neuropeptides et de neurotransmetteurs.

L'hypophyse est située dans la selle turcique, appelée parfois fosse pituitaire ou sphénoïdale. Elle comprend deux parties, distinctes par leur origine embryologique, leur organisation et leurs fonctions. L'adénohypophyse, située en avant, a une origine embryonnaire ectodermique et elle est principalement constituée par le lobe antérieur ou antéhypophyse, qui synthétise les hormones dites par conséquent antéhypophysaires. La neurohypophyse a une origine nerveuse diencéphalique et comprend essentiellement le lobe postérieur ou posthypophyse, auquel sont associées la tige pituitaire et l'éminence médiane, ce qui réalise la liaison avec l'hypothalamus. La posthypophyse est un lieu de stockage de neurohormones préfabriquées dans l'hypothalamus.

Tests dynamiques endocriniens

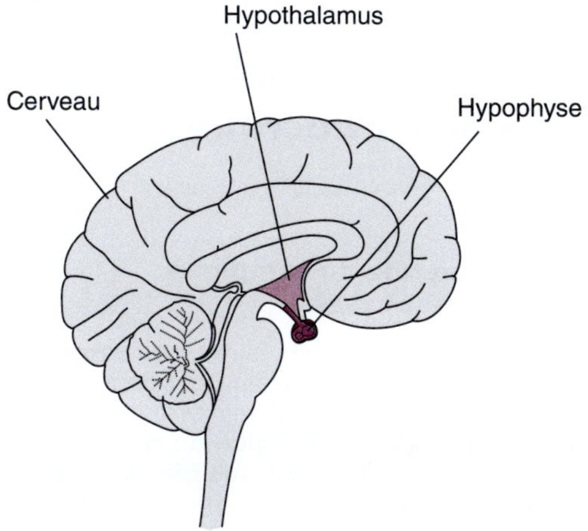

Figure 2.1 Localisation de l'hypothalamus et de l'hypophyse.

La vascularisation de l'hypophyse est assurée par les artères hypophysaires supérieure et inférieure, ainsi que par le système porte hypophysaire, décrit depuis 1930.
Le système porte est constitué par un double plexus capillaire primaire hypothalamique – l'un situé au niveau de la partie haute de la tige pituitaire, l'autre au niveau de la partie basse et dans la posthypophyse – et un plexus capillaire secondaire antéhypophysaire. Ces plexus sont reliés par des vaisseaux portes, longs ou courts. Le système porte est donc de fait un pont vasculaire entre l'hypothalamus et l'hypophyse. Il est particulièrement développé dans l'espèce humaine (figure 2.2).

Interactions fonctionnelles entre l'hypothalamus et l'hypophyse

On peut distinguer schématiquement deux grandes populations neuronales hypothalamiques qui contribuent au contrôle de l'hypophyse : les neurones parvocellulaires et les neurones magnocellulaires.

Neurones parvocellulaires

Ce sont des neurones de petite taille, dont les corps cellulaires sont retrouvés surtout dans le noyau paraventriculaire (NPV) et le noyau arqué (NA), et les extrémités axonales dans l'éminence médiane. Ils sécrètent des neurohormones, de nature essentiellement peptidique, qui transitent via le système porte vers l'antéhypophyse pour y stimuler la production d'hormones, plus marginalement

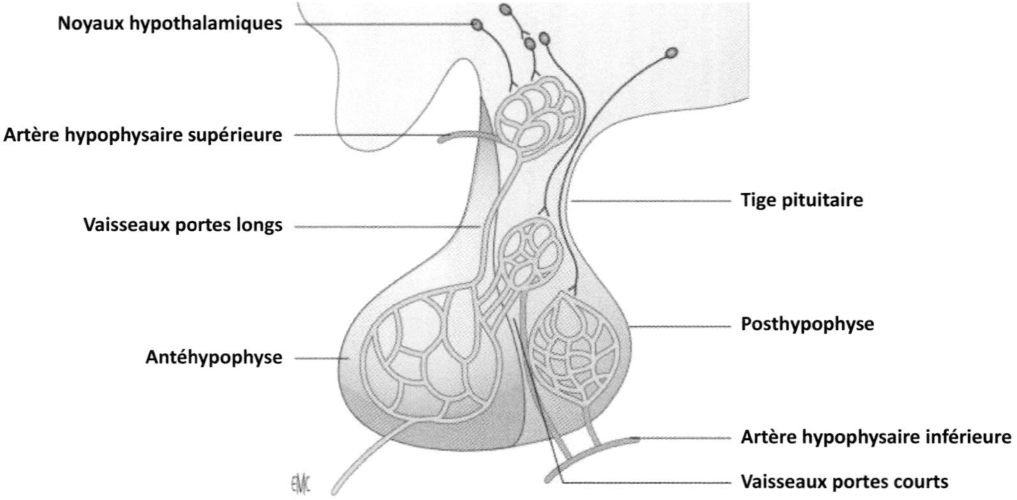

Figure 2.2 **Organisation anatomique du complexe hypothalamo-hypophysaire.**
Source : Moreau-Grangé L, Kuhn JL. Insuffisance hypophysaire acquise de l'adulte. Encycl Méd Chir (Elsevier, Paris). Endocrinologie-Nutrition, 10-019-A-10. 2014.

pour l'inhiber. On distingue cinq grands types cellulaires antéhypophysaires, que l'on peut classer sur la base de critères histologiques en deux groupes. Celui des cellules basophiles comprend les cellules corticotropes (environ 10 %), les cellules gonadotropes (10 à 20 %) et les cellules thyréotropes (le type cellulaire le moins représenté). Celui des cellules acidophiles comprend les cellules somatotropes (50 %, les plus représentées) et les cellules à prolactine (15 à 30 %). L'antéhypophyse est donc un organe endocrine. Ces cellules présentent des récepteurs membranaires et nucléaires pour les neurohormones hypothalamiques et les hormones périphériques qui régulent leur activité. Il existe aussi un mode de régulation paracrine dont le fonctionnement est encore imparfaitement connu.

Neurones magnocellulaires

Ce sont des neurones de grande taille, avec un long axone, dont les corps cellulaires sont retrouvés principalement dans deux noyaux : noyau paraventriculaire (NPV) et noyau supraoptique (NSO). Ces neurones ont une activité sécrétoire (ocytocine, hormone antidiurétique ou ADH) et leurs axones se projettent dans la posthypophyse, où leurs produits de sécrétion sont déversés. C'est donc de façon impropre que l'on parle d'hormones posthypophysaires, dans la mesure où elles ne sont pas synthétisées à ce niveau, mais simplement déversées et stockées.
L'organisation fonctionnelle du système hypothalamo-hypophysaire, avec ses axes neurosécrétoires, est schématisée de façon simplifiée sur la figure 2.3.

Régulation des axes neuroendocriniens

Les axes neuroendocriniens sont peut-être le meilleur exemple de système de régulation physiologique complexe, impliquant de multiples niveaux d'organisation (système nerveux central, glandes endocrines, hormones ou facteurs circulants, organes ou tissus cibles) et différentes échelles de temps (rythmicité circadienne ou ultradienne, par exemple). Ils ont un fonctionnement très dynamique et sont capables d'interagir entre eux ou avec d'autres systèmes organiques également très régulés.
Pour la compréhension du principe des tests diagnostiques, deux modes de régulation sont particulièrement importants : la notion de boucle de rétrocontrôle (*feedback* en anglais) et celle de boucle dite homéostatique.
Le concept de rétrocontrôle s'applique particulièrement à la modulation de l'activité des axes hypothalamo-antéhypophysaires. Les hormones périphériques possèdent une activité de rétrocontrôle négatif sur les neurohormones hypothalamiques et les hormones hypophysaires de stimulation dont elles dépendent (figure 2.4). On parle

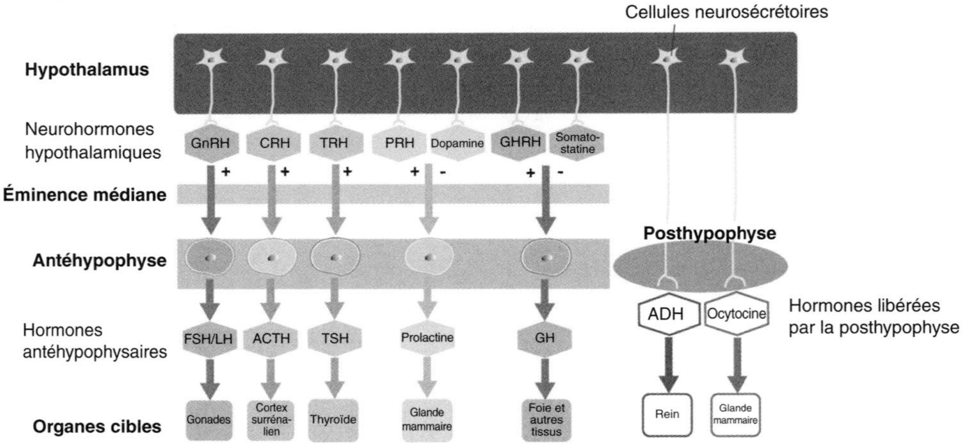

Figure 2.3 Organisation fonctionnelle du complexe hypothalamo-hypophysaire. Neurohormones hypothalamiques, stimulatrices ou inhibitrices ; hormones correspondantes de l'antéhypophyse et celles libérées de la posthypophyse, avec leurs organes cibles. ACTH : *adrenocorticotropic hormone* (corticostimuline ou hormone adrénocorticotrope) ; ADH : *anti-diuretic hormone* (hormone antidiurétique ou vasopressine) ; CRH : *corticotropin releasing hormone* (corticolibérine) ; FSH : *follicle-stimulating hormone* (hormone folliculostimulante) ; GH : *growth hormone* ; GHRH : *growth hormone releasing hormone* (hormone de libération de l'hormone de croissance ou somatolibérine) ; GnRH : *gonadotropin releasing hormone* (gonadolibérine, également appelée LH-RH [*luteinizing hormone-releasing hormone*] ou hormone de libération de l'hormone lutéinisante) ; LH : *luteinizing hormone* ; PRH : *prolactin releasing hormone* (hormone de libération de la prolactine) ; TRH : *thyrotropin-releasing hormone* (thyréolibérine) ; TSH : *thyroid stimulating hormone* (thyréostimuline).
Source : Newhouse A, Chemali Z. neuroendocrine disturbances in neurodegenerative disorders: a scoping review. Psychosomatics *2020 ; 61(2) : 105-15.*

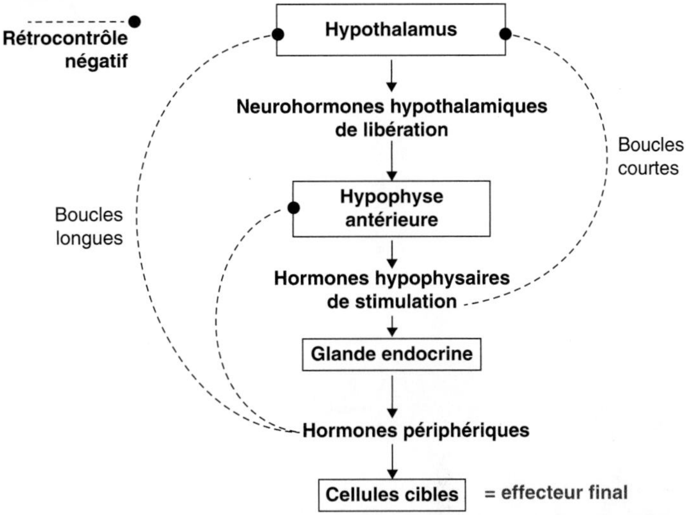

Figure 2.4 Régulation du complexe hypothalamo-antéhypophysaire par rétrocontrôle négatif.

de boucles longues de rétrocontrôle. Les hormones hypophysaires peuvent aussi réguler négativement leur libération : il s'agit alors de boucles courtes. Remarquons que le système de rétrocontrôle est majoritairement négatif. Il existe toutefois quelques exemples de rétrocontrôle positif, notamment dans la physiologie du cycle menstruel : selon sa concentration circulante, l'estradiol exerce un rétrocontrôle positif ou négatif sur la sécrétion de LH (*luteinizing hormone*).

Le concept de boucle homéostatique découle directement des travaux de Claude Bernard. Il permet d'assurer la stabilité d'une variable donnée. Un capteur perçoit les modifications de cette variable, en relation avec des facteurs de variation, extérieurs ou intérieurs. Un centre de régulation intègre les informations en provenance du capteur et commande un ou plusieurs effecteurs chargés de rétablir l'équilibre, c'est-à-dire le retour à une valeur fixée ou valeur de consigne. Dès que l'équilibre est rétabli, l'action des effecteurs cesse. L'ensemble forme donc une boucle de régulation (figure 2.5).

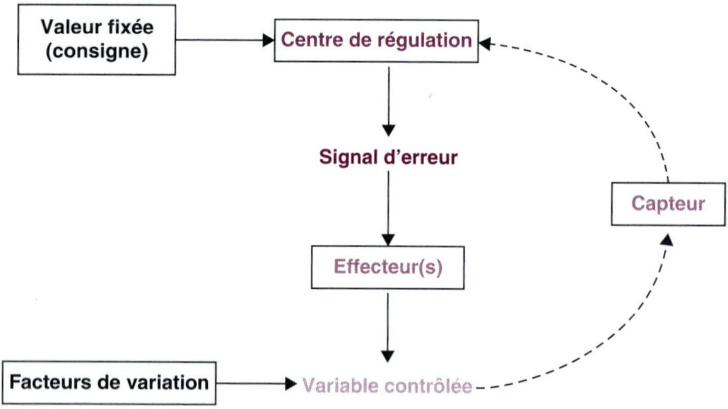

Figure 2.5 **Schéma théorique d'une boucle homéostatique.**

Par exemple, l'hormone antidiurétique, produite par l'hypothalamus et stockée dans la posthypophyse, est libérée dans la circulation si l'osmolalité plasmatique augmente ou si la volémie diminue. Elle favorise la réabsorption de l'eau en agissant au niveau du tubule rénal distal. Les variations de l'osmolalité sont perçues par des osmorécepteurs hypothalamiques, celles de la volémie par des volorécepteurs, qui sont des barorécepteurs à basse pression situés dans les oreillettes cardiaques (figure 2.6).
L'exploration endocrinienne dynamique emprunte les voies de ces systèmes de régulation : on stimule ou l'on inhibe un axe neuroendocrinien à un niveau précis, on introduit un facteur de variation qui modifie l'équilibre métabolique, puis on analyse la situation qui en découle.

Textes de référence

Grino M, Oliver C. Contrôle hypothalamique des sécrétions hormonales antéhypophysaires. *Encycl Med Chir* (Elsevier, Paris). Endocrinologie-Nutrition, 10-017-G-10. 2015.
Trouillas J, Catala M, Girod C. Anatomie et histologie de l'hypophyse humaine. *Encycl Med Chir* (Elsevier, Paris). Endocrinologie-Nutrition, 10-017-B-10. 2007.

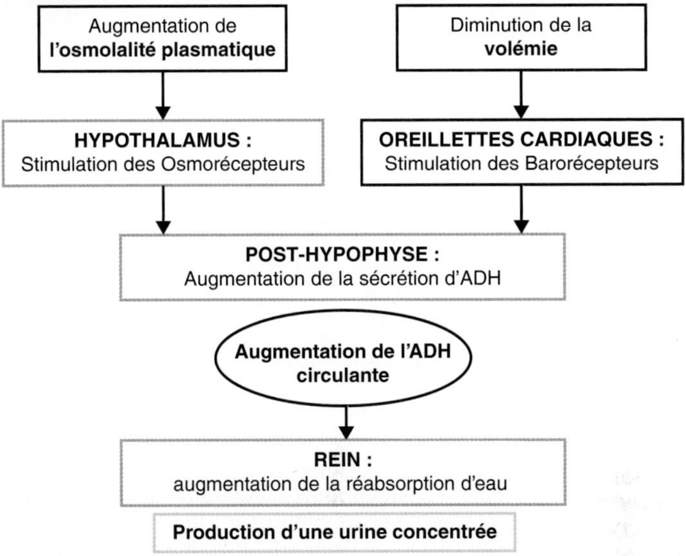

Figure 2.6 Un exemple de régulation de la sécrétion d'hormone antidiurétique (ADH).

Fonctions antéhypophysaire et surrénalienne

Tests dynamiques explorant la fonction somatotrope

La sécrétion de l'hormone de croissance (*growth hormone* ou GH) par les cellules somatotropes de l'antéhypophyse est orchestrée par deux neurohormones hypothalamiques : la GHRH (*growth hormone releasing hormone*) à effet stimulateur ; la somatostatine, également appelée SRIF (*somatotropin release-inhibiting factor*), à effet inhibiteur. La ghréline, une hormone synthétisée principalement au niveau de l'estomac, stimule la sécrétion de GH à deux niveaux : hypothalamique, en stimulant la sécrétion de GHRH ; antéhypophysaire, en stimulant directement les cellules somatotropes. La ghréline possède parallèlement une action inhibitrice plus discrète sur la libération de somatostatine. Bien d'autres facteurs sont impliqués dans la sécrétion de GH, qui est un processus complexe.

La GH stimule à son tour la production hépatique d'IGF-1 (*insuline-like growth factor 1*), ou somatomédine C, qui constitue ainsi le médiateur de son action biologique.

L'IGF-1 exerce un rétrocontrôle négatif puissant sur la sécrétion de GH : au niveau hypothalamique, en inhibant la libération de GHRH et en stimulant celle de la somatostatine ; au niveau antéhypophysaire, en inhibant directement la sécrétion de GH. **Enfin, l'hyperglycémie inhibe la libération de GH et, inversement, l'hypoglycémie la stimule.** C'est sur cette modulation que reposent les deux tests de référence explorant la fonction somatotrope. Toutefois, les mécanismes moléculaires précis qui la sous-tendent restent à déterminer. Tous ces éléments sont synthétisés sur la figure 3.1.

Tests de freinage

Ces tests sont utilisés dans le contexte physiopathologique de l'acromégalie, dans un but diagnostique ou thérapeutique.

L'acromégalie regroupe l'ensemble des symptômes induits par une exposition chronique à un excès de GH, avec un tableau clinique spécifique dominé par un syndrome dysmorphique. Elle est reliée dans la majorité des cas à l'existence d'un adénome hypophysaire. L'acromégalie par sécrétion ectopique de GHRH est très rare.

Le diagnostic biologique repose en première intention sur le **dosage de l'IGF-1**, dont l'interprétation s'est considérablement

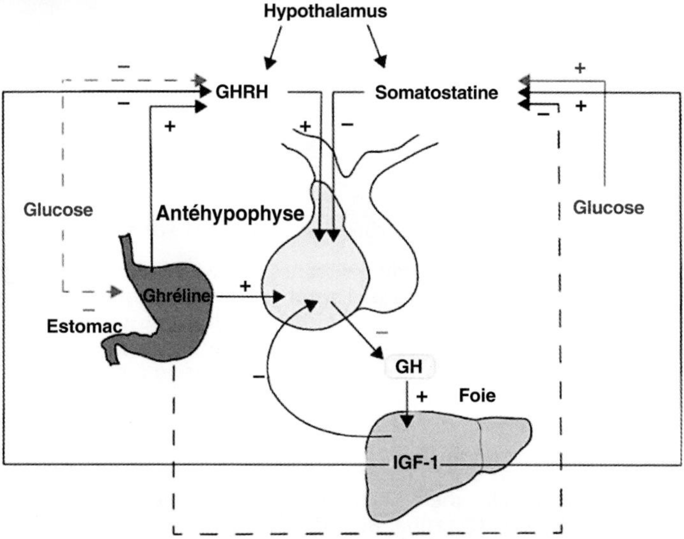

Figure 3.1 Facteurs influençant la sécrétion de GH (*growth hormone*). Les lignes en pointillé indiquent un effet plus discret par rapport à celles en traits pleins. GHRH : *growth hormone releasing hormone* ; IGF-1 : *insuline-like growth factor 1*.

Source : Hage N, et al. Growth hormone response to oral glucose load: from normal to pathological conditions. Neuroendocrinology *2019 ; 108(3) : 244-55.*

affinée ces dernières années, avec la prise en compte de l'âge et du sexe, et l'amélioration de la qualité des dosages, étalonnés par rapport à divers standards internationaux.

Une concentration normale en IGF-1 entraîne dans l'immense majorité des cas l'exclusion du diagnostic d'acromégalie.

Une concentration en IGF-1 élevée, avec prise en compte de l'âge et du sexe, conduit à la réalisation d'une **hyperglycémie provoquée par voie orale (HGPO) à 75 g de glucose**, avec dosage de la GH, afin d'évaluer le freinage induit par l'hyperglycémie. En effet, contrairement aux sujets sains, le glucose oral ne parvient pas à freiner la sécrétion de GH dans l'acromégalie. **Il s'agit donc du test de freinage de référence**.

Le déroulement de l'épreuve est parallèle à celui de l'HGPO utilisée dans les troubles de la glycorégulation. Le patient doit être à jeun depuis 12 h et rester au repos et allongé pendant tout le test, qui dure 3 h, avec des prélèvements itératifs sur lesquels sont dosées la glycémie et la GH. Le test a généralement peu d'effets secondaires ;

il convient toutefois de surveiller la tolérance digestive des 75 g de glucose en prise orale rapide (nausées, plus rarement vomissements) et la survenue possible d'hypoglycémie réactionnelle.
On exprime les résultats de GH en µg/L, et non plus en mUI/L.
Quel nadir de GH retenir pour l'exclusion d'une acromégalie au cours de l'HGPO telle que décrite ? Le protocole national de diagnostic et de soins (PNDS) publié en 2021 recommande un seuil à 0,4 µg/L pour un sujet de poids normal et 0,2 µg/L dès lors que l'indice de masse corporelle (IMC) est supérieur à 25 kg/m^2. Cela signifie en pratique que pour exclure une acromégalie, la valeur de GH la plus basse retrouvée au cours du test doit être inférieure au seuil recommandé, selon la situation clinique. Pour les femmes prenant un traitement estrogénique, notamment à visée de contraception, le test est réalisé après une fenêtre thérapeutique d'au moins 6 jours, ou bien le dernier jour sans contraception.
Il existe des situations plus rares où l'interprétation requiert un avis expert dans un centre de référence ou de compétence :

- les cas de microadénomes peu sécréteurs (situation qualifiée de « micromégalie »), où le seuil de freinage se situe en dessous de 0,4 µg/L ;
- les situations de discordance entre les concentrations de GH et d'IGF-1, qui sont normalement corrélées de façon positive ;
- les situations de discordance entre les données biologiques et l'imagerie hypophysaire, où l'on doit évoquer une sécrétion ectopique de GHRH.

Enfin, on peut observer chez environ un tiers des patients acromégales une réponse paradoxale de la GH au glucose oral, avec une augmentation des concentrations de plus de 25 % par rapport à la valeur basale. Les mécanismes sous-jacents sont imparfaitement compris : ils sont peut-être en relation avec une désynchronisation des régulations de la GHRH et de la somatostatine. Cette réponse paradoxale pourrait avoir une signification clinique et pronostique : association à un phénotype particulier d'adénome somatotrope (microadénome, moins souvent invasif) et meilleure réponse au traitement par les analogues de la somatostatine.
Les facteurs biologiques potentiels modifiant les sécrétions de GH et son dosage seront donc toujours pris en compte dans l'interprétation des valeurs pendant l'HGPO. Il en est de même pour l'interprétation des dosages d'IGF-1.
À côté de ce test de freinage de référence, on a pu proposer **le test à la somatostatine en aigu, à visée thérapeutique,** qui permettrait d'évaluer l'inhibition de la sécrétion de GH par les analogues de la somatostatine. Le protocole le plus décrit utilise l'octréotide, un analogue de première génération, à libération immédiate. En pratique, ce type de test est peu réalisé, car il y a souvent des discordances entre ses résultats et la réponse effective au traitement.

Quelle que soit la prise en charge, un suivi à long terme est mis en place : l'évaluation biologique fait appel aux dosages hormonaux de base et, en cas de difficulté d'interprétation, à l'HGPO à 75 g.

Textes de référence

Centre de référence des maladies rares de l'hypophyse. Protocole national de diagnostic et de soins (PNDS) – Acromégalie – Texte du PNDS. 2021. En ligne (consulté le 10 novembre 2023) : https://www.has-sante.fr/upload/docs/application/pdf/2021-10/acromegalie_-_pnds.pdf

Centre de référence des maladies rares de l'hypophyse. Protocole National de Diagnostic et de Soins (PNDS) – Acromégalie – Argumentaire. 2021. En ligne (consulté le 10 novembre 2023) : https://www.has-sante.fr/upload/docs/application/pdf/2021-10/acromegalie_-_argumentaire.pdf

Tests de stimulation

Ces tests sont utilisés dans le contexte physiopathologique de l'insuffisance somatotrope, chez l'enfant ou l'adulte. Chez l'enfant, l'absence de réponse de la GH à deux tests de stimulation est nécessaire pour poser un diagnostic de certitude et instaurer le traitement par rhGH (*recombinant human growth hormone* ou hormone de croissance humaine recombinante) ; chez l'adulte présentant au moins un autre déficit hormonal dûment diagnostiqué (hormis l'hypoprolactinémie), un seul test est requis.

Dans tous les cas, le **test dynamique de référence** est **l'hypoglycémie insulinique**, qui permet également la recherche d'une insuffisance corticotrope, comme nous le verrons plus loin.

Concernant l'axe somatotrope, l'hypoglycémie secondaire à l'injection d'insuline stimule la GHRH par activation d'un mécanisme central hypothalamique de réaction au stress, diminution de la somatostatine et augmentation des catécholamines.

Le test d'hypoglycémie insulinique est réalisé en milieu hospitalier, sous contrôle médical. Le patient doit être à jeun depuis minuit et rester allongé pendant l'épreuve. Il ne doit en aucun cas s'endormir pendant la durée de celle-ci. Le test présente des contre-indications impératives : patient âgé de plus de 70 ans, insuffisance coronarienne, antécédent d'accident vasculaire cérébral ou de comitialité, diabète et grossesse.

Après avoir vérifié ces prérequis, on réalise un électrocardiogramme et une mesure de la tension artérielle. L'infirmier met alors en place deux voies veineuses (avec un robinet à trois voies), une à chaque bras : une voie servira pour les prélèvements et l'autre, sur le bras opposé, pour la perfusion insulinique, en gardant la possibilité d'injecter du sérum glucosé à 30 %, selon l'évolution de la glycémie du patient et sa tolérance à l'hypoglycémie induite.

Le premier point important est la préparation de la solution d'insuline qui sera perfusée. On utilise une insuline d'action rapide, de type Umuline® rapide, en proscrivant les biosimilaires, non encore évalués dans cette indication. On prépare une solution à 1 UI d'insuline rapide/mL de NaCl à 0,9 %.
Le deuxième point est le réglage de la vitesse de perfusion, qui est adaptée au poids corporel du patient. Il est fortement recommandé d'utiliser un dispositif automatisé de type pousse-seringue électrique, avec une vitesse standard de 0,1 UI/kg/h, soit 0,1 mL/kg/h de la solution mentionnée ci-dessus. La glycémie capillaire est suivie toutes les 10 minutes. Si elle reste supérieure à 0,70 g/L au bout de 30 minutes, on double le débit de perfusion, en adaptant au cas par cas. À partir de 0,60 g/L, la glycémie capillaire est suivie de façon plus rapprochée.
Le troisième point est enfin le seuil d'hypoglycémie à atteindre, seuil à partir duquel on stoppe la perfusion d'insuline et on réalise le temps 0 du test. On considère que le test n'est interprétable qu'à partir d'une hypoglycémie suffisante, soit une glycémie veineuse inférieure à 0,4 g/L (2,2 mmol/L). Toutefois, dans la mesure où le test est suivi par des mesures répétées de la glycémie capillaire, qui surestime un peu la glycémie veineuse, il est courant de prendre en compte un seuil de glycémie capillaire compris entre 0,42 et 0,45 g/L, selon les équipes.
Après le temps 0, on prélève les temps 15, 30, 45, 60, 90 et 120 minutes (GH et glucose).
Tout au long du test, on surveille l'apparition des signes cliniques d'hypoglycémie (transpiration, fatigue, vertige, pâleur, faim, tachycardie, vision floue) et la conscience du patient, en lui parlant régulièrement. Après le dernier prélèvement, on injecte 20 mL de sérum glucosé à 30 % puis on donne une collation sucrée. Le patient n'est autorisé à partir qu'après retour et stabilisation de la glycémie au niveau basal. On peut être amené à réaliser un resucrage plus précocement selon la tolérance clinique du test.
En cas de contre-indication à la réalisation de l'hypoglycémie insulinique, ou de la nécessité d'effectuer un deuxième test, on pratique en général un test qualifié de couplé, c'est-à-dire associant un principe de stimulation de la sécrétion de GH et un élément potentialisant cette sécrétion.
Le **test à la GHRH–arginine** a été pendant longtemps considéré comme l'alternative de premier choix à l'hypoglycémie insulinique. L'arginine est un acide aminé qui potentialise et réduit la variabilité de la sécrétion de GH stimulée par la GHRH, en modulant la libération de somatostatine par l'hypothalamus. **Toutefois, les difficultés d'approvisionnement en arginine, mais aussi l'arrêt annoncé de la production et de la commercialisation de la GHRH rendent la pratique de ce test totalement marginale, sinon impossible.** Il possède ses propres normes d'interprétation, car le stimulus induit par

le couple GHRH–arginine est plus puissant que celui de l'hypoglycémie insulinique. Ces normes ne sont toutefois pas consensuelles.
Le **test au glucagon–propranolol** (ou un autre bêtabloquant, comme le bétaxolol) associe l'effet de stimulation du glucagon sur la sécrétion de GHRH, probablement par une médiation α-adrénergique, à un effet inhibiteur des bêtabloquants sur la sécrétion de somatostatine. Il en résulte une amplification de la réponse de GH. Ses contre-indications sont celles des bêtabloquants, dont en particulier l'asthme, auxquelles il faut ajouter les phéochromocytomes, le glucagonome, la glycogénose de type 1 (déficit en glucose-6-phosphatase hépatique, se manifestant sur le plan clinique notamment par une hépatomégalie et un retard de croissance). Le test au glucagon–propranolol est enfin contre-indiqué chez l'enfant de moins de 1 an ou pesant moins de 10 kg.
Les effets secondaires potentiels liés au glucagon sont les nausées et les vomissements, et ceux liés au propranolol sont l'hypotension, la bradycardie et le bronchospasme.
En pratique, le test est également suivi par la détermination de la glycémie capillaire et on effectue globalement à chaque temps des prélèvements en vue du dosage de la glycémie et de la GH.
Au temps 30 minutes a lieu la prise orale de 40 mg de propranolol (ou 0,75 mg/kg de poids corporel, sans dépasser 40 mg ; pour le bétaxolol, 0,25 mg/kg de poids corporel) et au temps 0, l'injection intramusculaire de 1 mg de glucagon (0,03 mg/kg de poids corporel chez l'enfant de plus de 1 an ou de plus de 10 kg). Le test est poursuivi pendant 3 h avec un prélèvement toutes les 30 minutes. Pendant toute la durée du test, le patient est perfusé avec du sérum physiologique.

Comment interpréter les tests ?

À ce niveau du texte, cette question peut étonner. En effet, en dépit de principes non totalement superposables, le test d'hypoglycémie insulinique et celui au glucagon–propranolol ont les mêmes normes d'interprétation, alors que ces tests n'ont probablement pas la même puissance de stimulation.
Sous réserve d'utiliser une trousse de dosage de la GH calibrée par rapport à un standard international (98/574), on considère les seuils décisionnels suivants :

- **chez l'adulte :**
  - absence de déficit : GH > 2,5 µg/L (7,5 mUI/L) ;
- **chez l'enfant :**
  - absence de déficit : GH > 7 µg/L (20 mUI/L),
  - déficit partiel : GH comprise entre 3,3 et 7 µg/L (10 et 20 mUI/L),
  - déficit total : GH < 3,3 µg/L (10 mUI/L).

Il faut bien souligner que la prise en compte du poids corporel, à la fois dans la mise en œuvre des tests et leur interprétation, est un élément essentiel.

En perspective

Certains analogues de synthèse de la ghréline se lient au récepteur sécrétagogue de la GH (*growth hormone secretagogue receptor* ou GHS-R) et provoquent une stimulation puissante de sa libération, par une action essentiellement hypothalamique : inhibition de la libération de somatostatine et stimulation de celle de GHRH, que nous appréhendons désormais dans ce contexte comme un mécanisme classique. Parmi ces analogues, la **macimoréline** a été inventée par l'équipe de Jean Martinez, à l'université de Montpellier (Guerlavais *et al.*, 2003) et proposée en test de stimulation de la GH chez l'adulte. Il s'agit d'un protocole simple (la macimoréline est administrée par voie orale), reproductible et bien toléré (Garcia *et al.*, 2018).

Textes de référence

Collett-Solberg PF, Ambler G, Backeljauw PF, Bildlingmaier M, Biller B, Boguszewski M, *et al.* Diagnosis, genetics, and therapy of short stature in children: a growth hormone research society international perspective. *Horm Res Paediatr* 2019 ; 92 : 1-14.

Ho KKY ; 2007 GH Deficiency Consensus Workshop Participants. Consensus guidelines for the diagnosis and treatment of adults with GH deficiency II: a statement of the GH Research Society in association with the European Society for Pediatric Endocrinology, Lawson Wilkins Society, European Society of Endocrinology, Japan Endocrine Society, and Endocrine Society of Australia. *Eur J Endocrinol* 2007 ; 157: 695-700.

Tests dynamiques explorant la fonction corticotrope

Le cortisol est la principale hormone glucocorticoïde. Il est produit au niveau de la zone fasciculée de la corticosurrénale, sous l'action stimulante de l'hormone adrénocorticotrope (*adrenocorticotropic hormone* ou ACTH) antéhypophysaire, elle-même stimulée par la corticolibérine (*corticotropin releasing hormone* ou CRH) hypothalamique (figure 3.2). La sécrétion de cortisol est soumise à un rythme nycthéméral, avec un maximum le matin entre 6 h et 8 h, et un minimum vers minuit, pour un cycle de sommeil normal. Enfin, le cortisol et, plus généralement, les glucocorticoïdes exercent un rétrocontrôle négatif sur l'axe hypothalamo-hypophysaire en inhibant à la fois la sécrétion d'ACTH ainsi que la production de CRH (figure 3.3).

Tests de freinage

Les tests de freinage sont utilisés dans la **stratégie d'exploration de l'hypercortisolisme ou syndrome de Cushing**. Cette exploration est recommandée devant des signes ou symptômes très divers mais pouvant être tous rattachés au spectre clinique du syndrome de

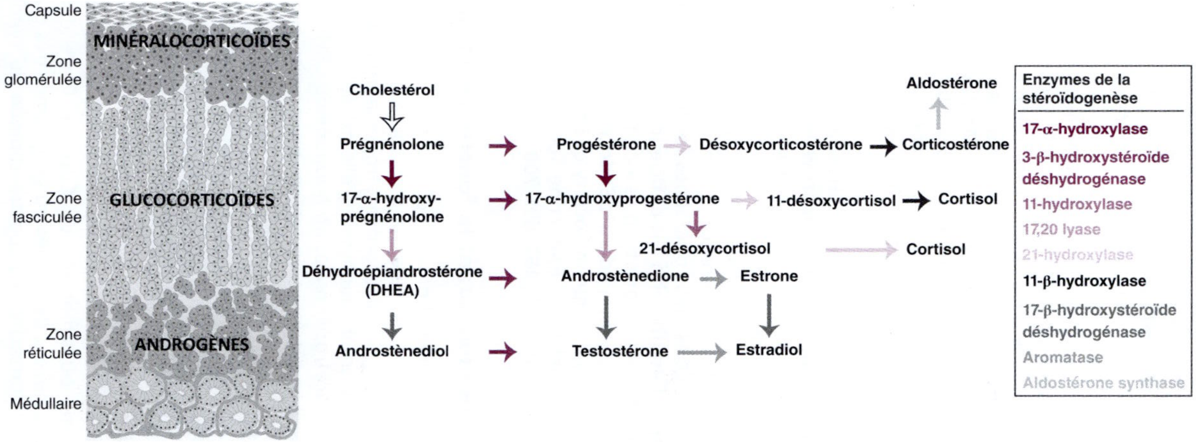

Figure 3.2 **Stéroïdogenèse surrénalienne.**
D'après Turquetil A, Reznik Y. Les glandes surrénales, rôle et dysfonctionnement. Actualités Pharmaceutiques 2019 ; 58(585) : 18-22 et Beaudoin MA, Schillo F. Les traitements du syndrome de Cushing. Actualités Pharmaceutiques *2019 ; 58(585) : 33-37.*

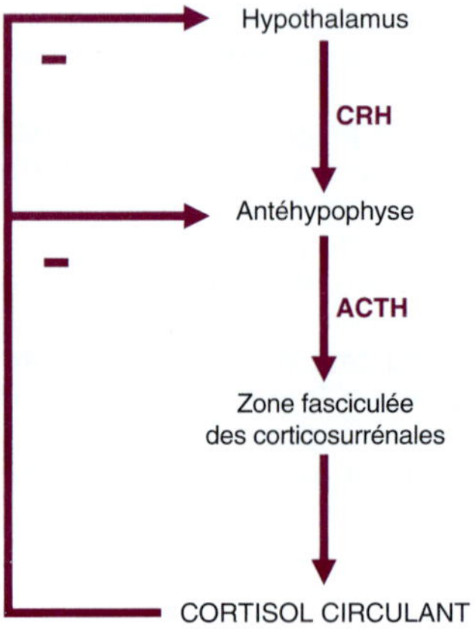

Figure 3.3 Régulation de l'axe hypothalamo-hypophyso-corticosurrénalien.
ACTH : *adrenocorticotropic hormone* ; CRH : *corticotropin releasing hormone*.

Cushing – notamment la répartition facio-tronculaire des graisses, l'expression d'un hypercatabolisme (par exemple, peau fine avec ecchymoses faciles, myopathie proximale, fractures spontanées) –, et enfin toute manifestation évoquant les effets secondaires des glucocorticoïdes chez un patient ne prenant pas ce type de traitement.

Stratégie d'exploration paraclinique d'un hypercortisolisme

La stratégie d'exploration paraclinique se fait en deux étapes, **diagnostic positif** et **diagnostic étiologique**.

Le **diagnostic positif du syndrome de Cushing**, qui permet d'affirmer la réalité de l'hypercortisolisme, utilise deux niveaux de tests, de première et de deuxième intention. Au préalable, il faut bien vérifier l'absence de prise de glucocorticoïdes exogènes.

Les nouvelles recommandations, présentées au 36e congrès de la Société Française d'Endocrinologie en 2020, et publiées au printemps 2022 préconisent la **réalisation en première intention d'un test parmi les trois suivants :**

- test de freinage minute par 1 mg de dexaméthasone ;
- cortisol salivaire à minuit ;
- cortisol libre urinaire des 24 h.

Le choix est guidé par le contexte clinique ; ainsi, on privilégie :

- pour les formes manifestement évidentes sinon sévères, le cortisol libre urinaire des 24 h ;

- pour les formes moins évidentes, le test de freinage minute, qui présente la meilleure sensibilité et peut être réalisé en ambulatoire ;
- en cas de prise d'estroprogestatifs, le cortisol salivaire à minuit ou encore le cortisol libre urinaire des 24 h (tableau 3.1).

Lorsque le **test de première intention** choisi est **normal**, l'exploration s'arrête ou, selon le degré de suspicion clinique de syndrome de Cushing, on peut éventuellement réaliser un contrôle immédiat ou à distance avec un second test de première intention.

Lorsque la **réponse au test de première intention** est d'emblée **anormale**, on programme immédiatement la réalisation d'un second test de première intention.

Une réponse anormale au second test de première intention affirme alors l'hypercortisolisme. La réalisation d'un test de deuxième intention n'est généralement pas nécessaire.

Tableau 3.1 Outils de diagnostic positif et critères associés de sensibilité et de spécificité dans le syndrome de Cushing

	Sensibilité	Spécificité	Avantages	Limites
Cortisol libre urinaire	94 %	93 %	Indépendant de la CBG*	Nécessité d'un recueil urinaire complet
Test de freinage minute (seuil 1,8 µg/dL – 50 mmol/L)	99,2 %	86,2 %	Réalisable en ambulatoire Robustesse du dosage de cortisol plasmatique	Contraception estroprogestative, grossesse Métabolisme interindividuel du CYP3A4
Cortisol salivaire 00 h	95,8 %	93,4 %	Indépendant de la CBG* et du métabolisme de la dexaméthasone	Contamination par le sang : rinçage de la bouche, pas de lavage de dents Pas de remboursement Non accessible dans l'ensemble des laboratoires
Cortisol plasmatique 00 h	96,1 %	93,2 %	Robustesse du dosage de cortisol plasmatique	Hospitalisation

*CBG (*corticosteroid binding globulin*), aussi appelée transcortine : α-globuline liant de façon réversible 60 à 90 % du cortisol circulant.

Source : Conférence de consensus : diagnostic du syndrome de Cushing, 36e congrès de la Société française d'endocrinologie ; Marseille, 2020.

Lorsque les deux tests de première intention donnent des résultats discordants, ou trop proches des seuils décisionnels, on réalise alors des **tests de deuxième intention**, parmi les suivants :

- cortisolémie à minuit ou cycle du cortisol plasmatique des 24 h ;
- test de freinage faible (qualifié aussi de standard) par 2 mg de dexaméthasone ;
- test combiné freinage par 2 mg de dexaméthasone + test à la CRH.

Le diagnostic étiologique initial du syndrome de Cushing repose sur le dosage de l'**ACTH plasmatique**. Ce dosage doit être réalisé entre 8 h et 9 h le matin, de façon concomitante à celui du cortisol, l'ensemble est répété au moins deux fois.

Si la valeur de l'**ACTH** est **basse** (par exemple, inférieure à deux reprises à 10 pg/mL ou 2,2 pmol/L), on peut affirmer l'**origine surrénalienne**, soit « **ACTH indépendante** » de l'hypercortisolisme. La poursuite du diagnostic, qui a pour but de différencier une lésion bénigne d'une lésion maligne, sécrétante ou non, utilise des techniques d'imagerie, non fonctionnelle (par exemple, tomodensitométrie surrénalienne multiphasique) ou fonctionnelle (par exemple, tomodensitométrie par émission de positons au fluorodésoxy-D-glucose ou TEP-FDG).

Si la valeur de l'**ACTH est normale ou élevée** (par exemple, supérieure à deux reprises à 20 pg/mL, en présence d'un hypercortisolisme), on peut affirmer la nature « **ACTH dépendante** » de l'hypercortisolisme. Dans ce cas, selon le principe général de fonctionnement et de régulation de l'axe corticotrope, la valeur de l'ACTH est inappropriée en présence de l'hypersécrétion de cortisol.

Une fois établie la nature ACTH dépendante de l'hypercortisolisme, on réalise un **diagnostic différentiel** entre la **maladie de Cushing** (prévalence 85 à 90 %, **origine hypophysaire**, microadénome dans la majorité des cas) et une **sécrétion ectopique**, donc **non hypophysaire, d'ACTH** (prévalence 10 à 15 %). Ce diagnostic associe des méthodes d'imagerie classique et fonctionnelle à des tests dynamiques.

La prise en considération de la probabilité pré-test de maladie de Cushing sur la base de critères simples (âge, sexe, intensité et vitesse d'installation de l'hypercortisolisme, valeur de l'ACTH) peut orienter le choix des outils diagnostiques.

En cas de forte suspicion de maladie de Cushing, il est recommandé de réaliser, en association avec une IRM hypophysaire, au moins deux tests dynamiques parmi les suivants :

- test de freinage fort à la dexaméthasone ;
- test à la CRH ;
- test à la desmopressine (Minirin®).

Les performances diagnostiques du test de freinage fort à la dexaméthasone sont de plus en plus critiquées dans la littérature en raison de difficultés d'interprétation récurrentes, celles du test à la

Physiologie et physiopathologie

CRH sont très documentées mais l'arrêt de la commercialisation de la CRH va rendre impossible à plus ou moins brève échéance sa réalisation. Le test à la desmopressine est donc actuellement le mieux positionné ; il permet aussi d'évaluer le risque de récidive après une rémission faisant suite à une chirurgie hypophysaire.
D'une façon générale, on doit considérer avec prudence les seuils décisionnels publiés dans la littérature, et toujours les mettre en regard avec le caractère probabiliste de leur résultat.
Quant à l'IRM hypophysaire, elle devrait toujours être interprétée de façon pluridisciplinaire dans un centre expert, associant radiologue, endocrinologue et neurochirurgien.
Lorsque cette approche ne permet pas d'aboutir à un diagnostic différentiel, ou lorsque l'on se trouve en présence de **résultats discordants**, il est recommandé de réaliser un **scanner cervico-thoraco-abdomino-pelvien**, à la recherche d'une sécrétion ectopique d'ACTH, lu par un radiologue expert.
En dernier recours et seulement si l'on se trouve dans une situation d'**impasse diagnostique**, il est alors indiqué de réaliser un **cathétérisme bilatéral des sinus pétreux inférieurs** dans un centre expert.
Il s'agit d'une exploration veineuse vulnérante dont l'objectif est de mettre en évidence, dans la maladie de Cushing, un gradient de concentration d'ACTH entre les sinus pétreux inférieurs et une veine périphérique, ou bien encore intersinus, avant et/ou après stimulation par la CRH ou la desmopressine.
Il s'agit d'un examen mixte de radiologie interventionnelle et de biologie. En pratique, après anesthésie locale et injection d'un bolus d'héparine (30 à 50 UI/kg) pour prévenir les complications thrombotiques, les ponctions se font au niveau des plis de l'aine droit et gauche. Par ces points de ponction, le radiologue interventionnel insère un cathéter dans les veines fémorales, chemine par la veine cave inférieure jusqu'aux sinus pétreux inférieurs pour effectuer les prélèvements destinés aux dosages de l'ACTH.
L'examen est très bien toléré (risque d'hématome au point de ponction).
Dans la **maladie de Cushing**, la valeur de l'ACTH dans le sang de l'une des veines autour de l'hypophyse est plus élevée que celle du sang au pli de l'aine : l'ACTH est donc produite par une tumeur bénigne hypophysaire. La mise en évidence d'un gradient hormonal d'ACTH entre les sinus pétreux inférieurs et la veine périphérique (**gradient centropériphérique**) supérieur à 2 à l'état basal ou supérieur à 3 après injection de CRH affirme le diagnostic avec une sensibilité et une spécificité respectivement de 88–100 % et de 67–100 %. La procédure permet également d'objectiver un **gradient intersinus** en cas d'adénome latéralisé.
Dans une **sécrétion ectopique**, la valeur de l'ACTH dans le sang des veines autour de l'hypophyse est du même ordre que celle du sang au pli de l'aine : l'ACTH n'est pas produite par l'hypophyse mais par

une tumeur endocrine non hypophysaire. On parle de syndrome de Cushing paranéoplasique.
La prescription de cet examen, de réalisation délicate, se raréfie au regard des progrès des techniques d'imagerie en termes de sensibilité.
Les algorithmes décisionnels proposés dans la littérature sont relativement nombreux mais au final assez proches : ils diffèrent le plus souvent par la nature des tests dynamiques proposés, qui tend néanmoins à se consensualiser, et le positionnement des examens radiologiques ou du cathétérisme bilatéral des sinus pétreux inférieurs (figure 3.4).
Aucun d'entre eux ne repose toutefois sur une évaluation prospective et n'entre dans le cadre d'une pratique fondée sur les preuves.

Textes de référence

Tabarin A, Assié G, Barat P, Bonnet F, Bonneville JF, Borson-Chazot F, *et al.* Consensus statement by the French Society of Endocrinology (SFE) and French Society of Pediatric Endocrinology & Diabetology (SFEDP) on diagnosis of Cushing's syndrome. *Ann Endocrinol (Paris)* 2022 ; 83 : 119-41.

Tests de freinage dans la stratégie d'exploration

Comme nous venons de le voir, les tests de freinage comportent en premier lieu ce que l'on pourrait qualifier de **déclinaison des tests à la dexaméthasone** :

- dans le diagnostic positif :
  - en test de première intention, le freinage minute par 1 mg de dexaméthasone,
  - en test de deuxième intention, le freinage faible ou standard par 2 mg de dexaméthasone et, en théorie, le test combiné dexaméthasone–CRH ;
- dans le diagnostic différentiel entre maladie de Cushing et syndrome de Cushing paranéoplasique :
  - le freinage fort à la dexaméthasone, avec les réserves exprimées (il en existe une autre forme appelée fort minute*, non abordée pour l'instant).
- La dexaméthasone (Dectancyl®, comprimés à 0,5 mg) est un glucocorticoïde de synthèse, dont l'action est environ 30 fois supérieure à celle du cortisol. Elle n'interfère pas avec son dosage. La prise de dexaméthasone inhibe l'axe corticotrope et entraîne de façon physiologique la suppression de la sécrétion surrénalienne de cortisol, avec effondrement des taux plasmatiques et urinaires.

Avant tout test, il faut au préalable vérifier l'absence de prise de médicaments interférant avec le dosage du cortisol (par exemple, les estrogènes de synthèse augmentent artéfactuellement la cortisolémie en stimulant la synthèse hépatique de CBG [*corticosteroid binding globulin*]) ou le métabolisme de la dexaméthasone (les

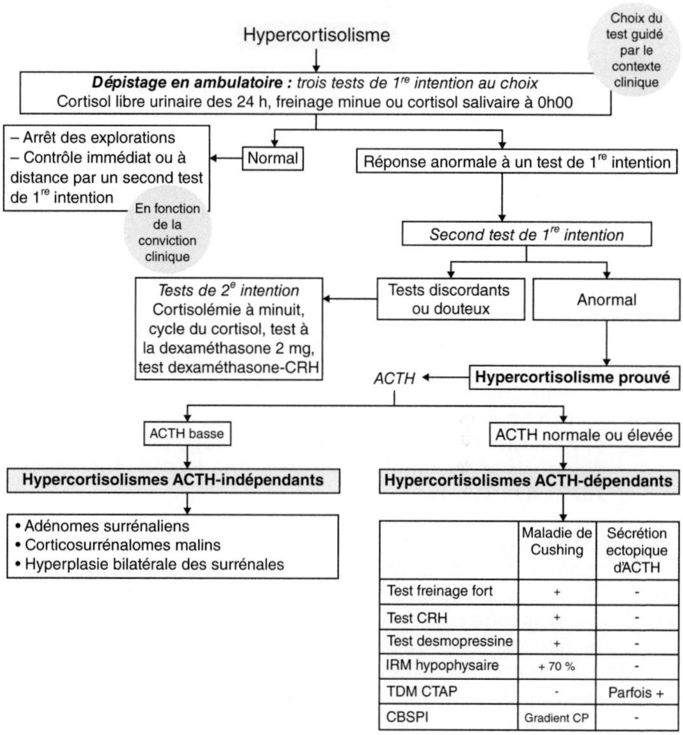

Figure 3.4 Schéma global de la stratégie d'exploration paraclinique d'un hypercortisolisme.
CBSPI : cathétérisme bilatéral des sinus pétreux inférieurs ; CRH : *corticotropin releasing hormone* ; gradient CP : gradient centropériphérique d'ACTH (*adrenocorticotropic hormone*) ; TDM CTAP : tomodensitométrie cervico-thoraco-abdomino-pelvienne.
Source : SFE. Item 244 – Adénome hypophysaire. Figure d'après CEEDMM, 2021. En ligne : https://www.sfendocrino.org/item-244-adenome-hypophysaire/

inducteurs enzymatiques, comme le phénobarbital ou la rifampicine, accélèrent sa clairance).
Les tests diffèrent par la dose de dexaméthasone administrée et leur durée :
Freinage minute :
- J-1 : prise de 1 mg de dexaméthasone, entre 23 h et minuit ;
- J0 : prélèvement à jeun, à 8 h, pour le dosage du cortisol plasmatique.

Une valeur de cortisolémie < 1,8 µg/dL (50 nmol/L) élimine un hypercortisolisme.

Freinage faible ou standard :

- J-1–J0 : recueil urinaire de 24 h pour le dosage du cortisol libre urinaire ;
- J0 : prélèvement à jeun, à 8 h, avant la première prise de dexaméthasone, pour le dosage du cortisol plasmatique ;
- J0 et J1 : prise de 2 mg de dexaméthasone par jour, à raison de quatre prises de 0,5 mg espacées de 6 h (8 h, 14 h, 20 h, 2 h) ;
- J1–J2 : recueil urinaire de 24 h pour le dosage du cortisol libre urinaire ;
- J2 : prélèvement à jeun, à 8 h, pour le dosage du cortisol plasmatique.

À J2, une valeur de cortisolémie < 1,8 µg/dL (50 nmol/L) et/ou de cortisolurie < 10 µg/24 h (27,5 nmol/24 h) élimine un hypercortisolisme.

Freinage fort :

- J-1–J0 : recueil urinaire de 24 h pour le dosage du cortisol libre urinaire ;
- J0 : prélèvement à jeun, à 8 h, avant la première prise de dexaméthasone, pour le dosage du cortisol plasmatique ;
- J0 et J1 : prise de 8 mg de dexaméthasone par jour, à raison de quatre prises de 2 mg espacées de 6 h (8 h, 14 h, 20 h, 2 h) ;
- J1–J2 : recueil urinaire de 24 h pour le dosage du cortisol libre urinaire ;
- J2 : prélèvement à jeun, à 8 h, pour le dosage du cortisol plasmatique.

À J2, le freinage est considéré comme positif si les valeurs de cortisolurie de 24 h sont diminuées de plus de 50 % par rapport aux valeurs de base.

Freinage fort minute (ou fort nocturne) :

- J-1 :
  - prélèvement à jeun, à 8 h, pour le dosage du cortisol plasmatique,
  - prise de 8 mg de dexaméthasone, entre 23 h et minuit ;
- J0 : prélèvement à jeun, à 8 h, pour le dosage du cortisol plasmatique.

à J0, le freinage est considéré comme positif si la valeur de cortisolémie est diminuée de plus de 50 % par rapport à la valeur de base. Ce test n'est qu'une variante du précédent, construit sur le modèle du freinage minute. Il est plus simple à organiser pour le patient, avec malgré tout l'inconvénient d'avoir à prendre par voie orale 16 comprimés de Dectancyl®, sans valeur diagnostique ajoutée par rapport au freinage fort précédemment décrit. Il est assez peu pratiqué.

Nous n'évoquerons pas plus le **test combiné dexaméthasone–CRH,** du fait de l'arrêt imminent de la production et de la commercialisation de la CRH.

Cette déclinaison des tests à la dexaméthasone résulte avant tout d'une grande variabilité de réponse interindividuelle. On observe

en général une corrélation étroite entre les valeurs basales, pré-dexaméthasone, et les valeurs post-dexaméthasone. De ce fait, si l'on considère un patient dont la cortisolémie et/ou la cortisolurie de 24 h sont modérément élevées, les valeurs observées après prise de dexaméthasone peuvent être limites, sinon normales. Ces patients représentent donc une forme de défi diagnostique.

Autres tests dans la stratégie d'exploration

Comme vu précédemment, les tests à la **CRH** ou à la **desmopressine**, qui sont des **tests de stimulation**, sont positionnés dans le diagnostic étiologique, au même niveau que le freinage fort à la dexaméthasone. **En effet, un adénome corticotrope se caractérise par la conservation de sa capacité de réponse à ce type de test.** En particulier, la desmopressine (Minirin®) est un analogue de synthèse de l'hormone antidiurétique (*anti-diuretic hormone* ou ADH). Elle induit une stimulation de l'axe corticotrope chez les patients atteints de **maladie de Cushing**, en raison d'une surexpression adénomateuse des récepteurs hypophysaires V3 à l'ADH, mais aussi d'une expression hypophysaire des récepteurs V2, physiologiquement présents au niveau du rein.

On réalise une cinétique d'ACTH et de cortisol plasmatiques avant et après injection intraveineuse lente de 10 µg de desmopressine, sur une durée variant selon les protocoles entre 2 h et 3 h. Le test est considéré comme positif si l'on observe une augmentation de l'ACTH supérieure à 35 % et de cortisol supérieure à 20 % par rapport aux valeurs basales.

Le test est positif dans environ 92 % des cas de maladie de Cushing, contrairement aux pseudo-syndromes de Cushing et aux syndromes de Cushing paranéoplasiques. Toutefois, on peut observer également une réponse positive dans certains syndromes de Cushing paranéoplasiques, notamment les carcinoïdes bronchiques.

La demi-vie de la desmopressine est d'environ 8 h. En cas de couplage à d'autres tests, le test à la desmopressine sera donc fait avant les tests de freinage et, le cas échéant, après les autres tests de stimulation.

On a ainsi proposé un test couplé dexaméthasone–desmopressine, plus spécifiquement indiqué dans la recherche de récidive de maladie de Cushing en postopératoire, avec de très bonnes valeurs diagnostiques dans cette indication.

Signalons enfin que le test à la desmopressine est réalisé selon d'autres modalités dans deux autres indications :

- il complète le test de restriction hydrique et permet ainsi de différencier le diabète insipide central du diabète insipide néphrogénique, comme nous le verrons ultérieurement ;
- la desmopressine est une option thérapeutique dans la maladie de von Willebrand de type 1 : on administre une dose-test pour évaluer la réponse de l'antigène facteur von Willebrand.

Tests de stimulation

Les tests de stimulation de l'axe corticotrope sont utilisés dans l'exploration de l'insuffisance corticotrope, résultant d'une atteinte hypophysaire ou, le plus souvent, de l'arrêt d'une corticothérapie au long cours. Il faut distinguer l'insuffisance corticotrope d'origine hypophysaire de l'insuffisance surrénale primitive, ou maladie d'Addison.
Cette distinction se décline en une stratégie d'exploration faisant intervenir des dosages de base de cortisol et d'ACTH, complétés le cas échéant par des tests dynamiques (figure 3.5).

Textes de référence
Chanson P, Guignat L, Goichot B, Chabre O, Samara Boustani D, Reynaud R, *et al.* Consensus de la Société française d'endocrinologie sur l'insuffisance surrénale primaire. Comment dépister et confirmer le diagnostic d'insuffisance surrénale ? *MCED* 2018 ; 93 : 10-24.

Les dosages de base à 8 h, cortisol et ACTH, permettent donc de rationaliser l'utilisation des tests dynamiques.
Le premier test à utiliser est celui au **Synacthène® (acétate de tétracosactide)**, qui correspond à la séquence 1–24 de l'ACTH. Il stimule donc la corticosurrénale et explore les réserves surrénaliennes en cortisol. Il permet aussi de diagnostiquer un bloc de la stéroïdogenèse, le plus souvent celui en 21-hydroxylase, par la mise en évidence d'une élévation du précurseur en amont du déficit enzymatique. Il évalue enfin la récupération de l'axe corticotrope après arrêt d'une corticothérapie.
Il en existe deux modalités : le test dit classique, à 250 µg, et le test « *low dose* » à 1 µg.
Le **test classique, à 250 µg**, est utilisé depuis les années 1960 : il n'a pas d'effet secondaire, il peut être réalisé en ambulatoire, par voie intraveineuse ou intramusculaire, et il est peu coûteux.
Sa réalisation est simple : on fait le plus souvent un seul temps de prélèvement, 1 h après l'injection. On peut faire également un temps intermédiaire à T30′. Dans ces conditions, il présente une excellente spécificité (90–100 %) mais une sensibilité nettement moins bonne (70–80 %) : il n'élimine donc pas systématiquement une insuffisance corticotrope partielle. Dans la mesure où il est utilisé en première ligne, cela reste malgré tout un problème.
Le seuil retenu pour l'exclusion d'une insuffisance corticotrope est fixé à 18 µg/dL (500 nmol/L).
Le test « ***low dose*** », à **1 µg**, produit une stimulation plus physiologique. Il présente une meilleure sensibilité (80–90 %) que le test classique, donc moins de faux négatifs. Il nécessite par contre un personnel très formé, puisqu'il s'agit de préparer une dose de 1 µg à partir d'une ampoule de 250 µg. Le choix des temps de prélèvement est important mais pas encore tout à fait consensuel : on fait

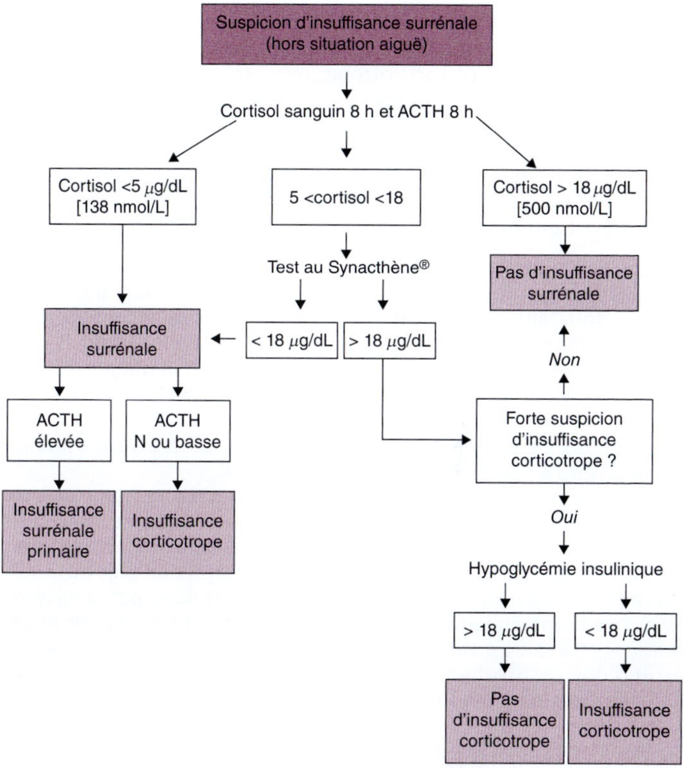

Figure 3.5 Schéma global de la stratégie d'exploration de l'axe hypothalamo-hypophyso-surrénalien, en dehors d'une situation aiguë (consensus 2015 de la Société Française d'Endocrinologie sur l'insuffisance surrénale).
ACTH : *adrenocorticotropic hormone.*
Source : SFE. Item 245 – Insuffisance surrénale chez l'adulte et l'enfant. Figure d'après le Consensus SFE 2015 sur l'insuffisance surrénale. En ligne : https://www.sfendocrino.org/item-245-insuffisance-surrenale-chez-ladulte-et-lenfant/

généralement trois temps, T0 avant l'injection puis T30′ et T40′ par exemple, pour garantir le gain en termes de valeur diagnostique. Le test de référence demeure **l'hypoglycémie insulinique**, selon les mêmes modalités et spécifications envisagées pour l'exploration de la fonction somatotrope. Les deux fonctions, somatotrope et corticotrope, peuvent être explorées au cours du même test.

Le seuil d'interprétation est le même que pour le test au Synacthène®.
En cas de contre-indication à la réalisation de l'hypoglycémie insulinique, on peut pratiquer en théorie un test à la CRH, actuellement non disponible, ou bien un test court à la Métopirone® (métyrapone).
La **Métopirone®** inhibe la 11-hydroxylase surrénalienne, soit la dernière étape de la synthèse du cortisol : elle entraîne ainsi une diminution du cortisol, qui stimule par rétrocontrôle l'ACTH et détermine une élévation de son précurseur immédiat, le 11-désoxycortisol. Le cortisol est encore souvent appelé le composé F et son précurseur le composé S.
Dans le protocole court, on prend par voie orale l'équivalent de 30 mg/kg de Métopirone® à minuit, puis on dose le lendemain matin à 8 h le cortisol, le 11-désoxycortisol ou composé S et l'ACTH.
La réponse physiologique de l'axe corticotrope se traduit par un effondrement du cortisol (< 5 µg/dL ou 138 nmol/L), une accumulation de composé S et une valeur d'ACTH doublée par rapport à des valeurs basales préalablement établies, traduisant l'absence de rétrocontrôle par le cortisol.
En cas d'insuffisance hypophysaire, on observe une élévation insuffisante du composé S et de l'ACTH.
Le test à la Métopirone® est dans cette indication une bonne alternative, sensible et globalement bien tolérée, à l'hypoglycémie insulinique. Il est par contre toujours réalisé en milieu hospitalier, dans la mesure où il place le patient en insuffisance surrénalienne pendant plusieurs heures.

Tests dynamiques explorant la fonction minéralocorticoïde – diagnostic de l'hyperaldostéronisme primaire

Comme nous l'avons vu sur la figure 3.2, l'aldostérone est une hormone minéralocorticoïde produite par la zone glomérulée du cortex surrénalien. Sa synthèse et sa sécrétion sont déterminées par trois facteurs stimulants principaux : l'angiotensine II (système rénine–angiotensine–aldostérone), la kaliémie et, à un moindre degré, l'ACTH. Au niveau des cellules de la zone glomérulée de la corticosurrénale, l'angiotensine II se lie à son récepteur AT1 et stimule la synthèse d'aldostérone. L'hyperkaliémie stimule également cette synthèse en dépolarisant la membrane des cellules glomérulées. L'aldostérone favorise la réabsorption de sodium et la sécrétion de potassium au niveau du néphron distal : elle régule donc la volémie et la kaliémie (figure 3.6).
L'hyperaldostéronisme primaire est la cause la plus fréquente d'hypertension artérielle (HTA) secondaire, avec une prévalence

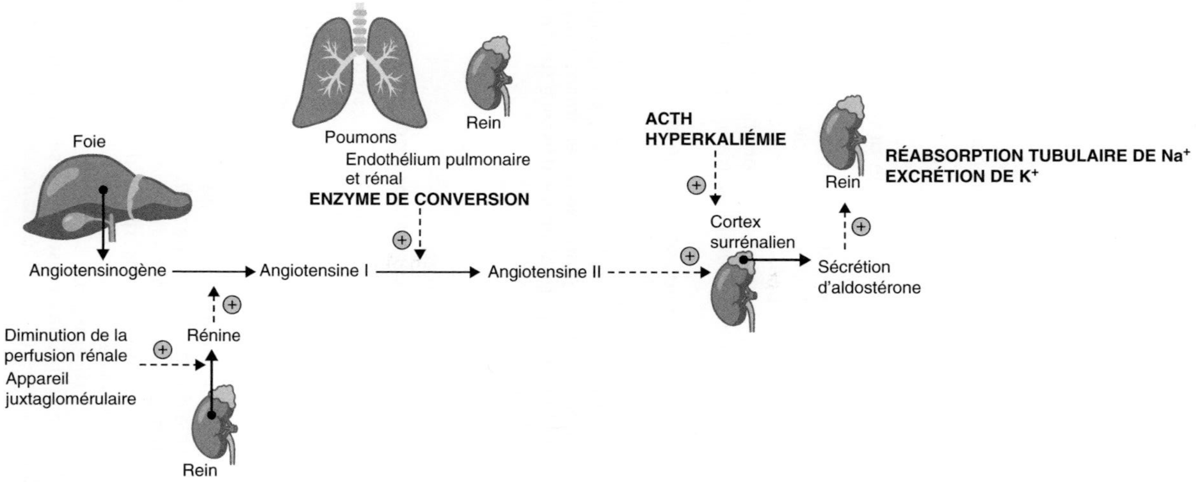

Figure 3.6 Système rénine–angiotensine–aldostérone.
ACTH : *adrenocorticotropic hormone.* K^+ : potassium ; Na^+ : sodium.
Pictos © Mental Health/stock.adobe.com.

estimée entre 8 et 10 %, pouvant atteindre 20 % chez les patients présentant une forme d'HTA résistante aux traitements. Il correspond à deux entités : le syndrome de Conn, due à un adénome unilatéral du cortex surrénalien ; l'hyperplasie bilatérale, dans laquelle la production excessive et non contrôlée d'aldostérone est due aux deux glandes surrénales.

La stratégie diagnostique se décline en trois étapes :

- **l'étape de dépistage** qui est fondée sur la détermination, dans des conditions extrêmement standardisées, du rapport aldostérone–rénine (RAR) plasmatique :
  - l'hyperaldostéronisme primaire est caractérisé par une élévation du RAR, correspondant à une élévation de la concentration plasmatique d'aldostérone et à une diminution de celle de rénine,
  - en dehors de cette signature biologique caractéristique, il est nécessaire de réaliser des tests de confirmation ;
- **l'étape de confirmation**, où se positionnent donc les **tests dynamiques**, vise à montrer l'autonomisation de la sécrétion d'aldostérone. Depuis 2016, la Société Française d'Endocrinologie recommande la réalisation préférentielle de deux tests de freinage :
  - le premier est le **test de charge sodée intraveineuse**. Le principe est d'apporter de façon aiguë une quantité de sel par voie intraveineuse, afin de réaliser une expansion volémique. Physiologiquement, celle-ci entraîne une réduction de la production d'aldostérone (une valeur plasmatique < 5 ng/dL ou 140 pmol/L permet d'exclure un hyperaldostéronisme primaire). Une absence de freinage caractérise l'autonomisation de la sécrétion d'aldostérone, **mais le choix du seuil de freinage n'est pas consensuel**,
  - en cas d'insuffisance cardiaque, d'insuffisance rénale ou d'HTA sévère ou mal contrôlée, l'induction d'une expansion volémique représente un danger pour le patient. On préfère alors le **test au captopril**, simple et sans complication : il provoque un blocage de l'enzyme de conversion de l'angiotensine et doit par conséquent entraîner physiologiquement une diminution de la concentration plasmatique d'aldostérone (1 h ou 2 h après la prise de captopril, une valeur d'aldostérone < 70 % de la valeur basale permet d'exclure un hyperaldostéronisme primaire),
  - d'une façon générale, ces tests dynamiques ont une sensibilité et une valeur prédictive positive peu satisfaisantes, mais une spécificité et une valeur prédictive négative fortes. Ce sont donc **surtout des tests d'exclusion** de l'hyperaldostéronisme primaire, après la première étape de dépistage. Toutefois, les performances diagnostiques du test au captopril sont

controversées et il vaut mieux lui préférer, chaque fois que cela est possible, le test de charge sodée intraveineuse ;

- **l'étape de diagnostic étiologique** vise à déterminer la **nature uni- ou bilatérale de la production d'aldostérone** par le cortex surrénalien, et ainsi à orienter la prise en charge thérapeutique :
  - en cas de sécrétion unilatérale, soit donc le plus souvent un adénome de Conn, une exérèse chirurgicale peut être proposée (surrénalectomie unilatérale),
  - dans l'hyperplasie bilatérale, on recommande un traitement médicamenteux, en première intention par spironolactone.

Le diagnostic de latéralisation repose sur l'imagerie en coupes et sur le cathétérisme veineux surrénal.

L'imagerie en coupes est recommandée de façon systématique. Toutefois, elle expose aussi bien à des faux positifs qu'à des faux négatifs. Il faut donc la compléter, chez les candidats à la chirurgie âgés de plus de 35 ans, par un **cathétérisme veineux surrénalien** pour confirmer que l'hypersécrétion est bien unilatérale.

On réalise un cathétérisme simultané des deux veines surrénaliennes, sans stimulation par l'ACTH. Il s'agit d'un examen mixte de radiologie interventionnelle et de biologie. Il consiste à doser l'aldostérone et le cortisol plasmatiques dans la veine cave inférieure et dans les veines surrénaliennes. Il nécessite la cathétérisation sélective des deux veines surrénaliennes par voie fémorale. C'est un examen techniquement difficile qui requiert une réelle expertise (figure 3.7).

On calcule deux indices :

- **l'indice de sélectivité**, qui est égal au rapport cortisol (veine surrénalienne)/cortisol (veine cave inférieure). Pour que le cathétérisme soit interprétable, il doit être supérieur ou égal à 2, des deux côtés ;
- **l'indice de latéralisation**, qui correspond au rapport aldostérone/cortisol dans la veine surrénalienne du côté dominant, divisé par le même rapport dans la veine surrénalienne du côté opposé. Il est considéré comme positif lorsqu'il est supérieur ou égal à 4.

La sensibilité et la spécificité de cet examen, considéré comme un *gold standard*, sont excellentes, 95 % et 100 % respectivement.

Textes de référence

Amar L, Baguet JP, Bardet S, Chaffanjon P, Chamontin B, Douillard C, *et al.* Consensus sur l'hyperaldostéronisme primaire de la SFE/SFHTA/AFCE : introduction et guide. *Ann Endocrinol (Paris)* 2016 ; 77 : 179-86.

Exploration des axes thyréotrope, lactotrope et gonadotrope : tests dynamiques, reposez en paix...

Voilà un titre un peu provocateur, mais qui correspond malgré tout assez bien à la pratique générale.

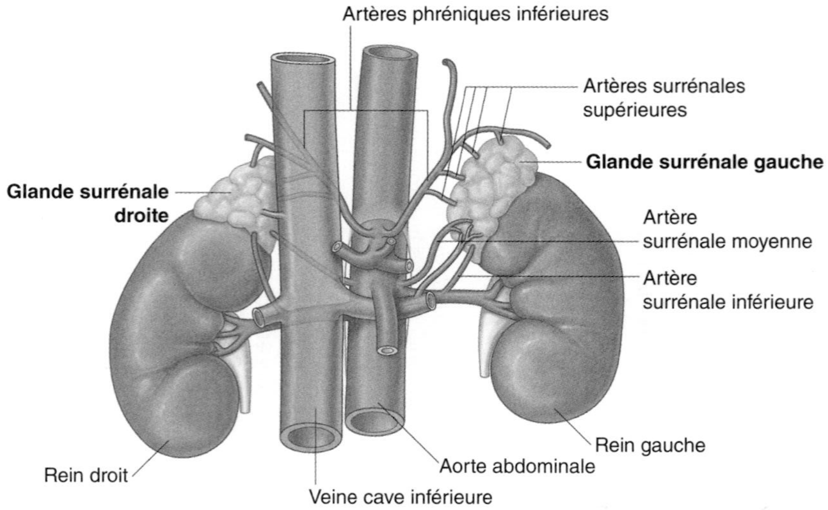

Figure 3.7 **Bases anatomiques pour la compréhension du calcul des indices de sélectivité et de latéralisation dans le cathétérisme veineux surrénalien.**
Source : Dupont S. L'anatomie et la physiologie pour les infirmier(e)s. Issy-les-Moulineaux : Elsevier Masson ; 2021.

La **TRH** (*thyrotropin releasing hormone*), peptide sécrété par l'hypothalamus, stimule la sécrétion de TSH (*thyroid stimulating hormone*) et de prolactine par l'antéhypophyse.

Concernant l'exploration de la fonction thyréotrope, le test à la TRH, autrefois très utilisé, **n'a plus** réellement **d'indication**. En mars 2023, la Haute Autorité de santé (HAS) a mis en ligne un socle complet de recommandations pour optimiser la prescription des examens biologiques et d'imagerie dans le contexte du diagnostic et de la prise en charge des dysthyroïdies[1]. Elle préconise un mode de prescription en cascade des dosages de base, les résultats des premiers examens conditionnant la réalisation des suivants, et souligne « la nécessité de n'utiliser les bilans biologiques thyroïdiens que lorsqu'ils sont pertinents ». Le test à la TRH n'a aucune place dans cette stratégie.

Concernant l'exploration de l'axe lactotrope, le test à la TRH, seul ou couplé au métoclopramide (Primpéran®), n'a pas plus d'intérêt pour le diagnostic d'hyperprolactinémie. Le dosage de base de prolactine suffit, après avoir éliminé une pseudo-hyperprolactinémie due à la présence de « macroprolactine », c'est-à-dire d'agrégats de molécules de prolactine avec des auto-anticorps de type IgG. Le déficit en prolactine est extrêmement rare (syndrome de Sheehan, apoplexie hypophysaire).

La **LH-RH** (*luteinizing hormone-releasing hormone*) ou **GnRH** (*gonadotropin releasing hormone*) est une hormone hypothalamique, sécrétée de façon pulsatile : elle stimule la production antéhypophysaire des gonadotrophines, LH (*luteinizing hormone*) et FSH (*follicle-stimulating hormone*).

Le **test à la LH-RH**, très utilisé autrefois, **tend à être abandonné** : sa valeur diagnostique dans la recherche d'un adénome gonadotrope est médiocre et il peut même être dangereux (déclenchement d'une apoplexie hypophysaire) ; il n'a pas plus d'intérêt diagnostique dans l'exploration d'un déficit gonadotrope. Certaines équipes l'utilisent encore dans le contexte du syndrome des ovaires polykystiques, où l'on observe une réponse explosive de LH après injection de 100 µg de LH-RH.

1. HAS. Prise en charge des dysthyroïdies chez l'adulte. Recommandation de bonne pratique – Mis en ligne le 14 mars 2023 (https://www.has-sante.fr/jcms/p_3216305/fr/prise-en-charge-des-dysthyroidies-chez-l-adulte)

Fonction posthypophysaire

L'exploration de la fonction posthypophysaire est centrée sur l'évaluation du pouvoir de concentration rénale de l'hormone antidiurétique (*anti-diuretic hormone* ou ADH) également appelée vasopressine (*arginine vasopressin* ou AVP).
Le diabète insipide (DI), caractérisé par un syndrome polyuro-polydipsique hypotonique, peut être dû à une insuffisance de sécrétion de vasopressine (DI central) ou à un défaut de son action rénale (DI néphrogénique).
Il faut établir un diagnostic différentiel entre les deux types de DI et la polydipsie primaire.
La vasopressine dérive d'une protéine précurseur, la pré-provasopressine, produite par les neurones magnocellulaires (noyaux paraventriculaire et supraoptique) et aussi parvocellulaires de l'hypothalamus. Ce précurseur se scinde au final en AVP, neurophysine II et copeptine lors de son transport axonal dans la tige pituitaire vers la posthypophyse, où ces peptides sont stockés dans l'attente d'une stimulation provoquant leur libération dans la circulation systémique. L'AVP et la copeptine sont donc sécrétées en quantité équimolaire (figure 4.1).
La copeptine étant plus stable, son dosage plasmatique est plus fiable et pourrait se substituer à celui de l'AVP. Au niveau hypothalamique, une partie de l'AVP, produite dans les neurones parvocellulaires, est libérée dans le système porte hypophysaire où, en synergie avec la CRH (*corticotropin releasing hormone*), elle stimule la sécrétion antéhypophysaire d'ACTH (*adrenocorticotropic hormone*) (figure 4.2).
Dans le contexte physiopathologique précité, le **test de restriction hydrique** est toujours considéré comme l'exploration dynamique de référence. En situation de restriction hydrique, la réponse physiologique se décline ainsi : l'élévation de l'osmolalité plasmatique déclenche une sécrétion de vasopressine, responsable d'une diminution de la diurèse et d'une augmentation de la densité et de l'osmolalité urinaires. On peut donc différencier les DI d'une polydipsie primaire, dans laquelle la capacité de concentration urinaire est conservée. L'administration d'un analogue de la vasopressine (desmopressine – Minirin®) en fin de test permet de différencier le DI central, qui conserve la sensibilité à la vasopressine, du DI néphrogénique, qui ne répond pas.
Si l'on s'en tient à ces principes généraux, tout paraît simple, logique et gratifiant… La réalité est tout autre.

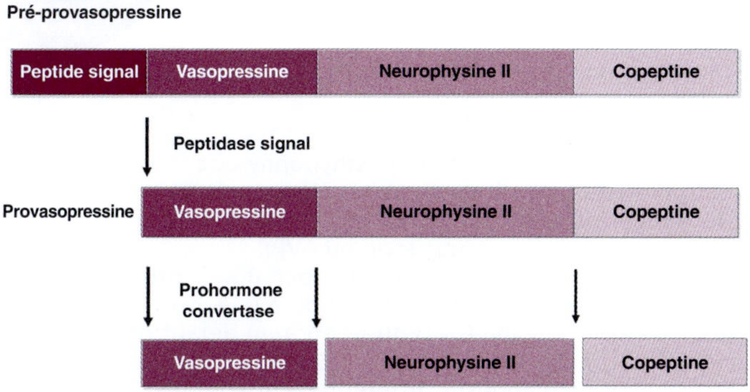

Figure 4.1 Production équimolaire de la vasopressine et de la copeptine à partir de leur pré-prohormone commune.

Le test de restriction hydrique n'est potentiellement prescrit qu'après intégration des données cliniques et d'imagerie, et ses indications sont en fait extrêmement limitées : il n'est vraiment utile qu'en cas de syndrome polyuro-polydipsique idiopathique, sans lésion expansive objectivée à l'imagerie par résonance magnétique (IRM) de la région sellaire.

Il est réalisé en hospitalisation, de façon très encadrée, selon un protocole que l'on doit adapter à l'importance de la polyurie (durée : 6 h à 18 h, par exemple). La logistique est complexe, inconfortable pour le patient, qui est exposé à un risque de déshydratation sévère. Peu d'études ont évalué de façon élargie les performances diagnostiques du test de restriction hydrique, qui semblent malgré tout très éloignées de ce que l'on attend d'une exploration de référence : dans un travail récent, Fenske *et al.* (2011) rapportent que seuls 70 % des 50 patients étudiés ont été correctement évalués par le test.

Au final, le test de restriction hydrique a un contexte de prescription limité, est lourd à organiser, mal toléré par les patients, avec des performances diagnostiques décevantes. Cela tient vraisemblablement à la grande diversité des protocoles appliqués, à la réalisation erratique du dosage, très complexe, de la vasopressine et à des seuils de décision qui restent ceux de la publication *princeps* en 1970, par Miller *et al.*, sur un nombre de patients qui laisse songeur… (tableau 4.1).

Il faut aussi simplement prendre conscience des difficultés d'interprétation, par exemple entre un DI partiel, qui entraîne une polyurie hypotonique et donc une polydipsie secondaire, et une polydipsie primaire, où le trouble primitif de la soif entraîne une polyurie secondaire.

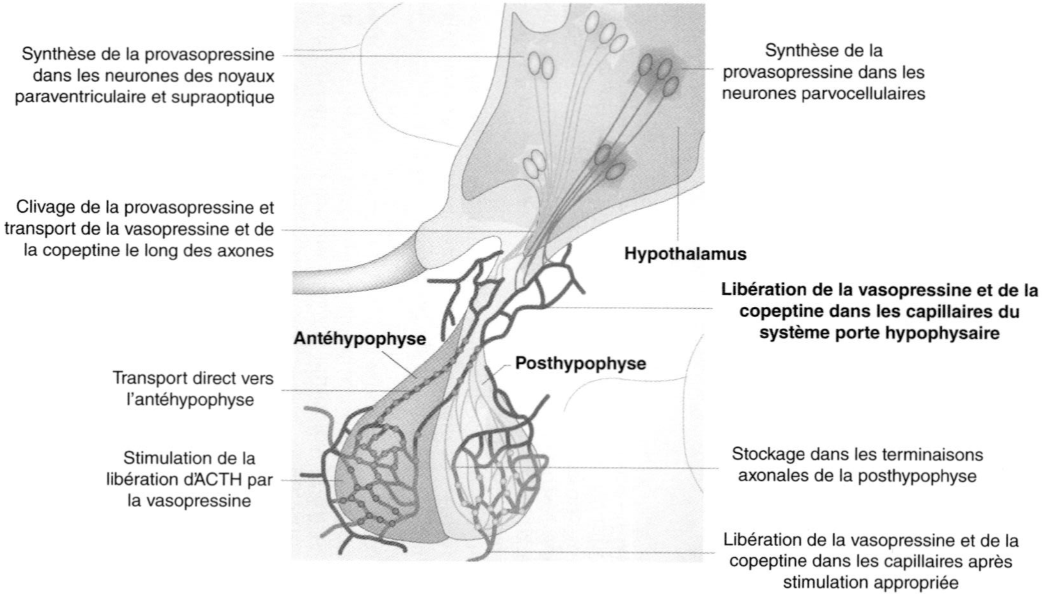

Figure 4.2 Synthèse de la vasopressine et de la copeptine au sein du complexe hypothalamo-hypophysaire.
ACTH : *adrenocorticotropic hormone*.
Source : Christ-Crain M, Fenske W. Copeptin in the diagnosis of vasopressin-dependent disorders of fluid homeostasis. Nat Rev Endocrinol *2016 ; 12(3) : 168-76.*

Tableau 4.1 Seuils diagnostiques du test de restriction hydrique dans la publication *princeps* de Miller *et al.* et nombre de patients associé

Maladie	Nombre de patients	Seuils pour osmolarité urinaire (mOsm/kg) et augmentation sous desmopressine (%)
Sujets contrôles	10	> 800 mOsm/kg et < 9 %
Polydipsie primaire	5	> 300 mOsm/kg et < 9 %
Diabète insipide central complet	18	< 300 mOsm/kg et > 50 %
Diabète insipide central partiel	11	> 300 mOsm/kg et > 9 % à < 50 %
Diabète insipide néphrogénique	2	< 300 mOsm/kg et < 50 %

Source : Miller M, *et al.* Recognition of partial defects in antidiuretic hormone secretion. *Ann Intern Med* 1970 ; 73 : 721-9.

Plus récemment, l'équipe suisse alémanique de Christ-Crain a proposé de considérer le dosage de la **copeptine** dans différentes configurations : dosage **de base** sans restriction hydrique, dosage au cours d'une restriction hydrique en lieu et place de celui de la vasopressine, dosage **après stimulation par l'arginine ou une perfusion salée hypertonique**.

Dans tous les cas, on aboutit à une amélioration très significative des performances diagnostiques, à des protocoles simplifiés et mieux tolérés. Une synthèse de ces travaux est proposée sur la figure 4.3.

Ces nouveaux tests dynamiques utilisant des dosages de copeptine représentent donc une approche innovante dans l'exploration du syndrome polyuro-polydipsique : ils sont encore trop peu installés en pratique courante.

Textes de référence

Chanson P. Le métabolisme de l'eau et ses pathologies – Diabète insipide. *MCED* 2013 ; 62 : 1-6.

Refardt J, Christ-Crain M. Copeptin-based diagnosis of diabetes insipidus. *Swiss Med Wkly* 2020 ; 150 : w20237. ***On trouvera en particulier dans cet article des propositions de protocoles détaillés pour les tests à la copeptine après stimulation par l'arginine ou par perfusion salée hypertonique (voir aussi** *Fiche 22***).***

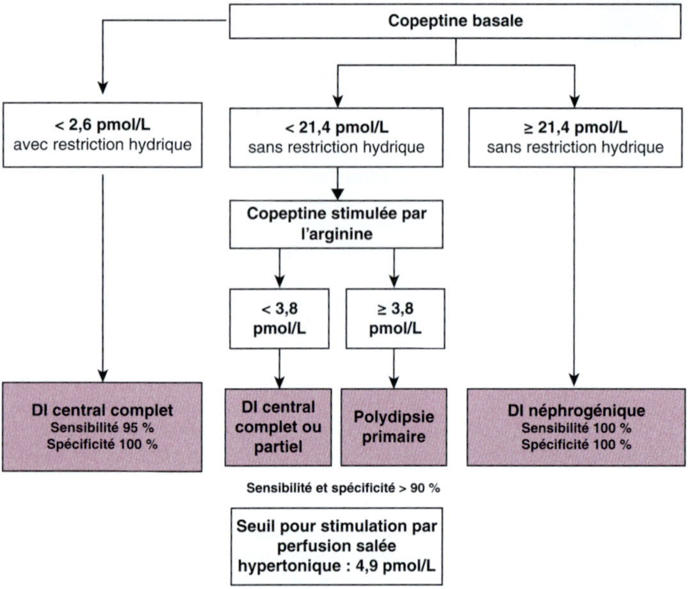

Figure 4.3 Synthèse des algorithmes utilisant la copeptine pour le diagnostic d'un syndrome polyuro-polydipsique.
DI : diabète insipide.
D'après Christ-Crain M, Fenske W. Copeptin in the diagnosis of vasopressin-dependent disorders of fluid homeostasis. Nat Rev Endocrinol *2016 ; 12(3) : 168-76.*

Homéostasie glucido-insulinique

Le glucose est la principale source d'énergie des cellules de l'organisme humain. La glycémie est le témoin biologique d'un état d'équilibre entre des apports en glucose variables, exogènes et endogènes, et une consommation cellulaire qui l'est tout autant, selon la situation physiologique ou physiopathologique dans laquelle se trouve l'organisme.
La glycémie est maintenue constante dans un intervalle de référence étroit, autour d'une valeur moyenne d'environ 1 g/L, soit 5,5 mmol/L. Cette constance est rendue possible par un ensemble d'interactions métaboliques coordonnées entre différents organes – pancréas, intestin, foie, cerveau – et tissus adipeux et musculaire, qui produisent et libèrent différentes hormones et neuropeptides. Dans ce réseau d'interactions, on pourrait dire que le pancréas joue un rôle de chef d'orchestre.
Lorsque la glycémie est basse, les cellules α des îlots de Langerhans du pancréas sécrètent du glucagon, qui restaure la glycémie dans son intervalle de référence physiologique, en stimulant la glycogénolyse hépatique. Après un repas, la glycémie est élevée ; l'insuline est libérée des cellules β des îlots de Langerhans du pancréas pour déclencher la captation de glucose par les muscles et le tissu adipeux, tous deux insulino-dépendants, ainsi que pour favoriser la reconstitution des réserves en glycogène (figure 5.1).
Les tests dynamiques qui explorent l'équilibre glycémique reposent donc sur la compréhension simple du rôle central de ce que l'on peut qualifier d'homéostasie glucido-insulinique, au sein de mécanismes de régulation en réalité beaucoup plus fins et complexes.

Dépistage des troubles de la tolérance au glucose

Pour diagnostiquer un diabète, la découverte de deux glycémies à jeun > 1,26 g/L, soit 7 mmol/L, est suffisante.
L'hyperglycémie provoquée par voie orale (HGPO) à 75 g de glucose n'est donc pas nécessaire pour ce diagnostic, mais pour celui d'un état intermédiaire précédant l'apparition du diabète de type 2, l'intolérance au glucose.
Le protocole de l'HGPO est très simplifié, puisque seuls deux temps sont importants : la glycémie basale (T0) et la glycémie 2 h après prise orale de la solution à 75 g de glucose (T120).
Les critères d'interprétation sont donnés sur la figure 5.2.

Tests dynamiques endocriniens

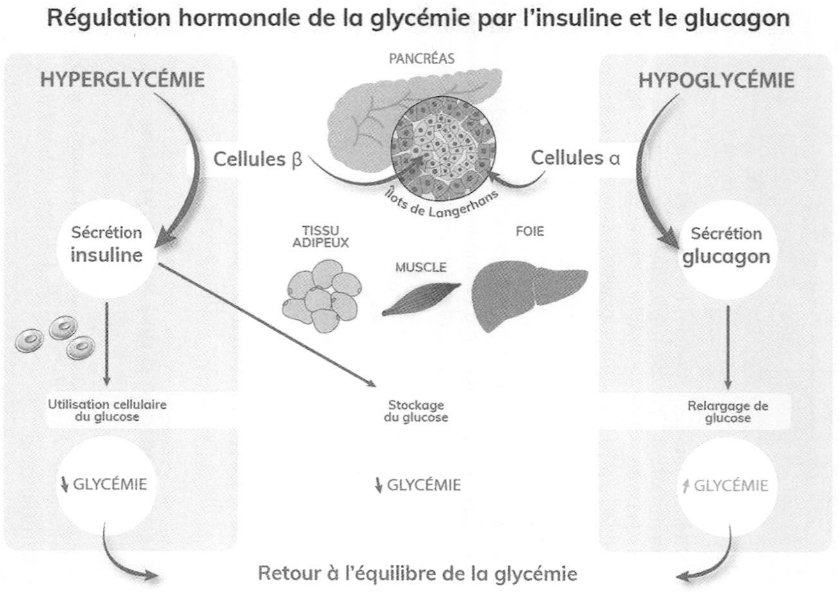

Figure 5.1 **Maintien de la stabilité glycémique par l'insuline et le glucagon.**
Source : https://www.pensersante.fr/regulation-de-la-glycemie.

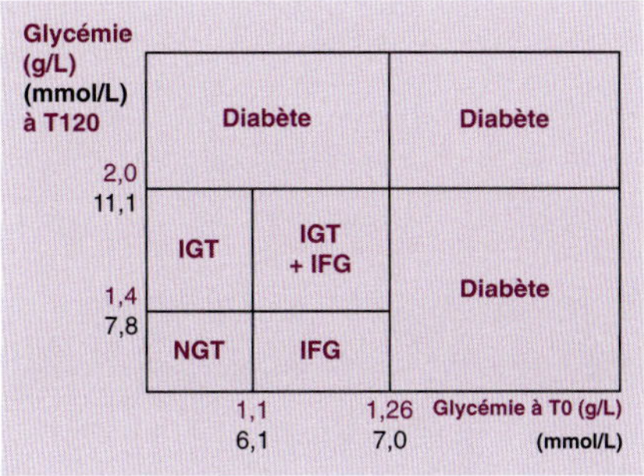

Figure 5.2 Critères d'interprétation des troubles de la tolérance au glucose. IFG : *impaired fasting glucose* (hyperglycémie modérée à jeun) ; IGT : *impaired glucose tolerance* (intolérance au glucose) ; NGT : *normal glucose tolerance* (tolérance normale au glucose).

Une **alternative** à l'HGPO à 75 g de glucose est la réalisation de **repas tests standardisés**, la plupart du temps sous la forme d'un petit déjeuner. Nous en parlerons un peu plus loin, en abordant les techniques de mesure de la sensibilité à l'insuline, que leur modélisation mathématique permet d'appréhender. Le reproche général adressé à ce type d'exploration est l'absence de consensus sur leur standardisation, propre à chaque équipe qui la pratique.

Dépistage du diabète gestationnel

Il est également réalisé par une **HGPO à 75 g de glucose, sur 2 h**, avec un temps intermédiaire à la première heure. Les critères, le moment de sa réalisation et son interprétation sont fixés de façon très précise, comme montré sur la figure 5.3.

Diagnostic étiologique d'une hypoglycémie non diabétique

L'épreuve de jeûne est indiquée dans le diagnostic étiologique d'une hypoglycémie non diabétique, particulièrement en cas de suspicion d'insulinome.
L'insulinome est une tumeur qui se développe au départ dans les cellules β des îlots de Langerhans du pancréas et qui se traduit sur le plan fonctionnel par une hypersécrétion d'insuline, à l'origine d'hypoglycémies répétées. On le suspecte en présence de la triade de Whipple (hypoglycémie avec glycémie < 0,5 g/L ou 2,75 mmol/L, symptômes neuroglucopéniques et soulagement immédiat des symptômes par administration de glucose). Seuls 10 % des insulinomes sont malins. L'insulinome n'est pas héréditaire, sauf celui associé à la néoplasie

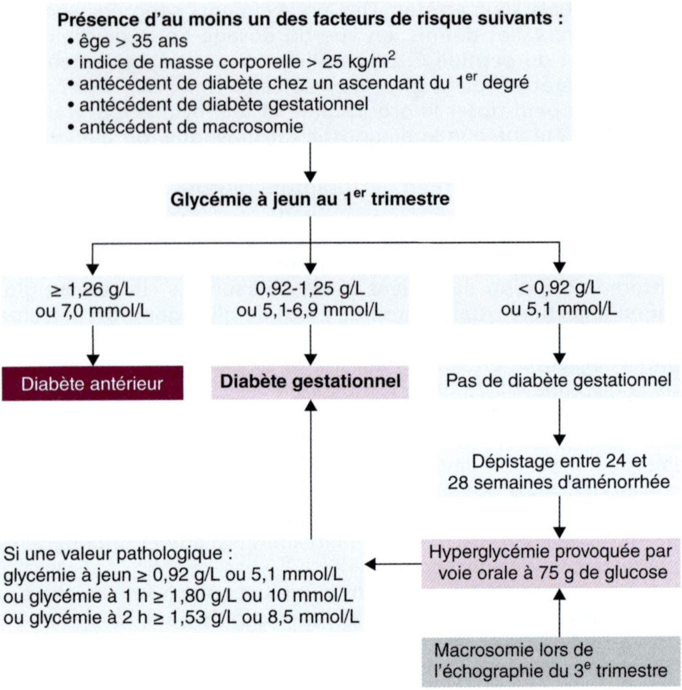

Figure 5.3 Stratégie de dépistage du diabète gestationnel et positionnement du test d'hyperglycémie provoquée par voie orale (HGPO) à 75 g de glucose.
Source : https://www.larevuedupraticien.fr/exercice/quand-et-comment-depister-un-diabete-gestationnel. D'après Deruelle P. Diabète gestationnel. La Revue du Praticien *2021 ; 71(6) : 661-8.*

endocrinienne multiple de type 1. L'administration ou la prise occulte d'insuline exogène ou d'antidiabétiques oraux peut entraîner une hypoglycémie intermittente simulant un insulinome.

L'épreuve de jeûne est une exploration physiologique réalisée en hospitalisation, qui dure au minimum 48 h, au maximum 72 h. En effet, quasiment 100 % des insulinomes sont diagnostiqués à 48 h d'épreuve, mais la valeur diagnostique globale est améliorée avec une durée de 72 h, certains insulinomes ne se révélant qu'au 3e jour. Les protocoles appliqués ne sont pas exactement superposables, notamment au niveau des temps de prélèvements et de leur fréquence, mais restent dans leur esprit tout à fait comparables.

Pendant l'épreuve, le patient ne prend aucune nourriture, mais peut boire de l'eau ou du thé non sucré. Les traitements médicamenteux

non essentiels sont arrêtés. Des prélèvements sanguins sont réalisés à intervalles définis, en vue du dosage de la glycémie, de l'insuline et du peptide C. En parallèle, on réalise également des mesures itératives de la glycémie capillaire. Selon les résultats de celle-ci, on peut doser la pro-insuline et le β-hydroxybutyrate. Le test est arrêté lorsque le diagnostic est univoque, ou bien en cas d'intolérance liée à la survenue d'une forte hypoglycémie, que l'on corrige immédiatement en perfusant du glucose puis en donnant un repas au patient.

En l'absence d'hypoglycémie < 0,6 g/L (3,3 mmol/L) avec des arguments cliniques forts en faveur d'une **étiologie organique**, on diffère la collation du patient et on poursuit par un **test au glucagon** (injection intraveineuse de 1 mg de glucagon). On effectue des prélèvements veineux sur le bras controlatéral 10, 15 et 30 minutes après l'injection, en vue du dosage de la glycémie. Une élévation de la glycémie < 0,25 g/L (1,4 mmol/L) est évocatrice d'un hyperinsulinisme endogène ou d'une hypersécrétion d'IGF (*insuline-like growth factor*). Le patient est réalimenté en fin de test.

Pourquoi doser l'insuline, le peptide C ou la pro-insuline ? La réponse correspond au processus de maturation de l'insuline. La pré-pro-insuline est convertie en pro-insuline par une *signal-peptidase* ; la pro-insuline libère de façon équimolaire l'insuline et le peptide C, par différents clivages (figure 5.4).

L'interprétation de l'épreuve de jeûne est complexe, car elle dépend beaucoup de la valeur des seuils choisis pour les différents dosages et du contexte clinique. Toutefois, sur un plan strictement biologique, le principe en est assez simple : analyser la cohérence réciproque des réponses de l'insuline et de celle du peptide C, selon le niveau d'hypoglycémie atteint, aidé le cas échéant par le dosage de la pro-insuline et du β-hydroxybutyrate, dont la valeur sanguine est presque indétectable en cas d'insulinome, en raison de l'inhibition de la cétogenèse par l'hyperinsulinisme (figure 5.5).

Textes de référence

Agin A, Charrie A, Chikh K, Tabarin A, Vezzosi D. Fast test: clinical practice and interpretation. *Ann Endocrinol (Paris)* 2013 ; 74 : 174-84.

de Kalbermatten B, Malacarne S, Tran C, Jaafar J, Philippe J. L'hypoglycémie chez le patient non diabétique. *Forum Médical Suisse* 2016 ; 16 : 681-6.

Mesurer la sensibilité à l'insuline

La résistance à l'insuline se définit très simplement comme une diminution de l'effet biologique de l'insuline au niveau de ses tissus cibles. C'est un élément central du syndrome métabolique, associé à une élévation du risque cardiovasculaire, tel que l'avait pressenti dès 1956 le Français Jean Vague, puis conceptualisé, bien des

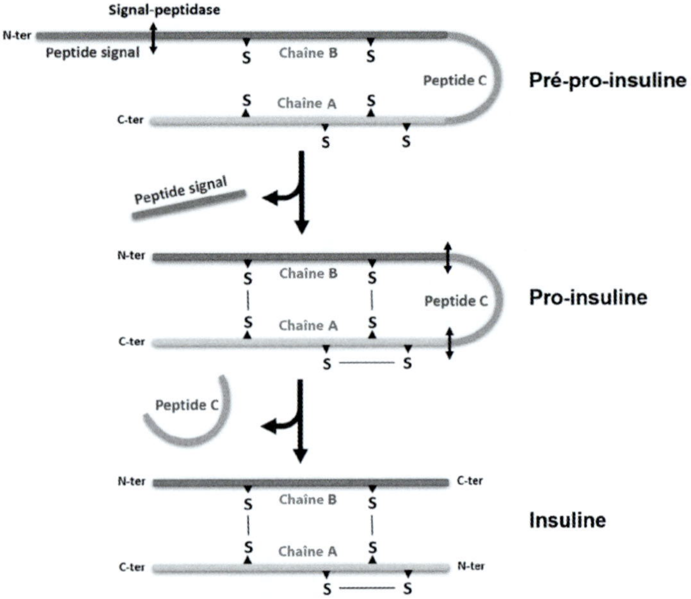

Figure 5.4 Processus de maturation aboutissant à la libération équimolaire de l'insuline et du peptide C.
Source : Daziano G. Rôle du propeptide de la sortiline et de ses dérivés dans les mécanismes de survie de la cellule bêta pancréatique. Biologie cellulaire. Université Côte d'Azur, 2021. Français. NNT : 2021COAZ6025.

années plus tard, l'Américain Gerald Reaven. C'est aussi un facteur de progression vers le diabète de type 2.

Évaluer la résistance à l'insuline, c'est utiliser des moyens différents, selon le contexte et les besoins associés

On peut vouloir la quantifier de la façon la plus précise possible, pour des protocoles de recherche clinique ou une pratique en centre spécialisé ; on peut aussi en désirer simplement une estimation rapide mais fiable, dans le cadre d'enquêtes épidémiologiques ou d'un exercice plus généraliste.

Évaluer la résistance à l'insuline, c'est en fait mesurer la sensibilité à l'insuline

Pour mesurer la sensibilité à l'insuline, l'épreuve de référence est le **clamp euglycémique hyperinsulinique**, proposé par DeFronzo en

ÉPREUVE DE JEÛNE

Seuils :
Insuline : 3 μU/mL
Peptide C : 0,6 ng/mL
Pro-insuline : 5 pmol/L
β-hydroxybutyrate : 2,7 mmol/L

Facteurs de conversion :
Glycémie : g/L × 5,5 = mmol/L
Insuline : μU/mL × 6,945 = pmol/L
Peptide C : ng/mL × 333,33 = pmol/L

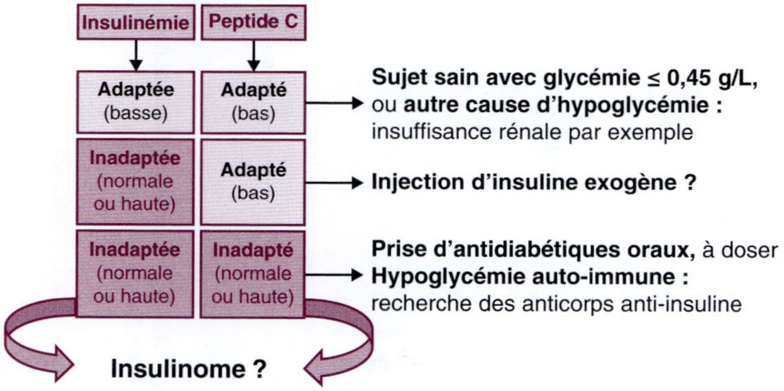

Profils d'insulinome :
glycémie ≤ 0,45 g/L + insuline ≥ 3 μU/mL + peptide C ≥ 0,6 ng/mL
ou
glycémie entre 0,45 et 0,6 g/L + pro-insuline >>> 5 pmol/L (> 22) + β-hydroxybutyrate < 2,7 mmol/L
ou autre profil de sujet sain :
glycémie entre 0,45 et 0,6 g/L + pro-insuline < 5 pmol/L + β-hydroxybutyrate > 2,7 mmol/L

Figure 5.5 Principe général de l'interprétation d'une épreuve de jeûne et exemples de profils.
Source : https://www.sfendocrino.org/item-240-hypoglycémie-chez-ladulte-et-lenfant/.

1979. Le principe consiste en une perfusion intraveineuse d'insuline à débit constant, pour obtenir un plateau d'insulinémie, tandis qu'une perfusion simultanée de glucose à débit variable, sur le bras controlatéral, maintient la glycémie à son niveau basal. Le débit de perfusion de glucose est adapté en fonction de dosages itératifs et rapprochés de la glycémie. Si l'on utilise par exemple un débit d'insuline de 1 mU/kg/min pendant 120 minutes, l'insulinémie s'élève à un plateau voisin de 100 mU/L, ce qui permet alors d'inhiber la production hépatique de glucose. Le débit de glucose nécessaire pour maintenir la glycémie constante correspond donc à la quantité de glucose utilisée par les tissus périphériques, principalement les muscles squelettiques. La **sensibilité à l'insuline** est donc évaluée par le **débit de perfusion de glucose à l'équilibre** « M », exprimé en mg/kg/min, que l'on peut rapporter au niveau d'insulinémie atteint, au poids du patient ou à sa masse musculaire.

Le clamp euglycémique hyperinsulinique n'est donc pas une épreuve physiologique : il expose le patient à des doses d'insuline jamais atteintes dans la vie courante. Il nécessite un protocole lourd et complexe, avec deux abords veineux ; il en existe plusieurs versions, de sorte qu'il n'est pas complètement standardisé (durée de l'épreuve et dose d'insuline perfusée variables selon les auteurs).

L'autre épreuve de référence est celle du ***minimal model*** **de Bergman**. Elle consiste en une **hyperglycémie provoquée par voie intraveineuse**, avec cinétiques de la glycémie et de l'insulinémie. Une modélisation mathématique qualifiée de minimale, c'est-à-dire en fait « de complexité acceptable », permet d'évaluer la sensibilité à l'insuline, à partir de la pente de décroissance du glucose plasmatique, sous l'action de l'insuline.

L'**indice de sensibilité Si** qui en découle représente donc la diminution de la glycémie dépendante de l'élévation de l'insulinémie : il s'exprime en $[\text{min}^{-1}/(\mu\text{U/mL})] \times 10^{-4}$. On détermine parallèlement un **indice d'efficience glucidique Sg**, qui correspond à l'assimilation glucidique indépendante de toute variation de l'insulinémie.

Sur le plan physiologique, ce modèle a permis d'appréhender la relation entre la sensibilité à l'insuline et sa sécrétion, décrite par une hyperbole. Le produit sécrétion × sensibilité est appelé **indice de disposition (ID)**. Il représente la capacité β-cellulaire à compenser la résistance à l'insuline, due à des facteurs comme l'adiposité abdominale ou la grossesse, par une hypersécrétion d'insuline (figure 5.6).

Un sujet présentant une tolérance au glucose normale (état I) compense une diminution de la sensibilité à l'insuline par une hypersécrétion, l'ID demeurant inchangé (état II). Un sujet présentant une altération de la tolérance au glucose n'est plus capable de ce mécanisme d'adaptation (état 2).

Le protocole est moins lourd que celui du clamp, mais il comporte malgré tout entre 15 et 30 prélèvements sanguins, pour le dosage du glucose et de l'insuline plasmatiques, et nécessite aussi deux

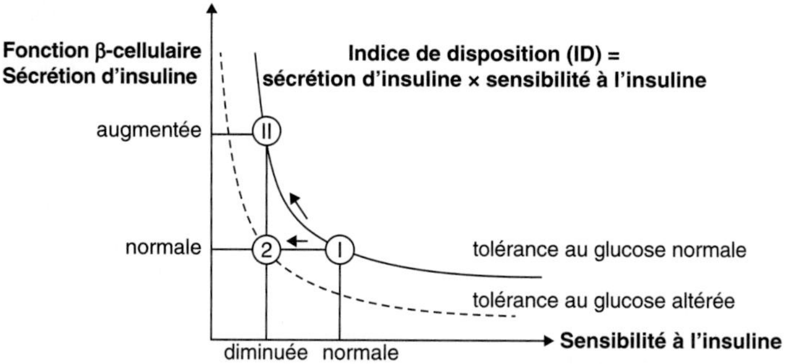

Figure 5.6 Relation entre la sensibilité à l'insuline et la sécrétion d'insuline.
Source : Cobelli C, et al. *Assessment of β-cell function in humans, simultaneously with insulin sensitivity and hepatic extraction, from intravenous and oral glucose tests.* Am J Physiol Endocrinol Metab *2007 ; 293(1) : E1-E15.*

abords veineux. Il faut bien évidemment posséder ou mettre au point le programme informatique permettant les calculs. Enfin, contrairement au clamp, il y a seulement une inhibition partielle de la production hépatique de glucose.
Ces deux épreuves étant de réalisation fastidieuse, la pratique des **repas tests standardisés** a trouvé ces dernières années un regain d'intérêt, avec l'adaptation ou la création de **modélisations spécifiques**, permettant d'appréhender les différents paramètres de la sensibilité à l'insuline et de la fonction β-cellulaire.
Ces modélisations rendent par exemple accessibles, à partir de protocoles peu vulnérants et physiologiques, la quantification des deux phases de l'insulino-sécrétion, de deux indices de la fonction β-cellulaire, la sensibilité statique et la sensibilité dynamique au glucose, enfin d'un paramètre appelé potentiation, qui indique que la réponse insulino-sécrétrice s'amplifie lorsque le stimulus glucose persiste (Mari *et al.*, 2002). Ces modélisations ont été validées par rapport aux méthodes de référence.
Un autre champ d'application en développement est le suivi de la masse fonctionnelle β-pancréatique après transplantation d'îlots de Langerhans à partir de repas tests standardisés et modélisés, plusieurs modélisations successives s'avérant nécessaires (Villard *et al.*, 2018).
Toutefois, on peut toujours opposer à ces épreuves d'être globalement peu homogènes, très dépendantes des équipes qui les proposent, au sein de centres surspécialisés.
Pour la pratique courante ou le contexte de larges études épidémiologiques, on a cherché à proposer des indices de sensibilité à

l'insuline plus simples, reposant sur des dosages d'insuline et/ou de glucose plasmatiques à jeun (Ucak *et al.*, 2012). Le plus utilisé est le modèle HOMA (*homeostasis model assessment*), développé par Matthews à l'université d'Oxford en 1985. En 1998, le modèle a été recalibré (« HOMA 2 ») pour prendre en compte la relation non linéaire entre l'insulinémie et la glycémie, en lien avec la variabilité de production hépatique et d'utilisation périphérique du glucose. Le modèle fournit un indice d'insulinorésistance et une estimation de la sensibilité à l'insuline et de la fonction β-cellulaire, exprimées en pourcentage des valeurs obtenues dans une population de référence. Les auteurs ont toujours recommandé l'utilisation du calculateur en ligne, librement accessible[1].

En 2004, Matthews et son équipe ont publié une revue générale tout à fait remarquable sur l'usage et le mésusage qui ont été faits de leurs modèles successifs, HOMA 1 et 2 ; on peut donc leur laisser le dernier mot : « Le modèle HOMA est devenu un outil clinique et épidémiologique largement utilisé et, lorsqu'il l'est de manière appropriée, il peut fournir des données précieuses. Cependant, comme pour tous les modèles, les données entrées doivent être robustes et les résultats interprétés avec soin. »

En effet, ce propos rempli de sagesse s'applique parfaitement et de façon globale à l'utilisation de la modélisation mathématique dans la compréhension de l'homéostasie glucido-insulinique et des outils diagnostiques que l'on peut en tirer.

Textes de référence

Bergman RN. Origins and history of the minimal model of glucose regulation. *Front Endocrinol* 2021 ; 11: 583016.
Wallace TM, Levy JC, Matthews DR. Use and abuse of HOMA modeling. *Diabetes Care* 2004 ; 27 : 1487-95.

1. https://www.rdm.ox.ac.uk/about/our-clinical-facilities-and-mrc-units/DTU/software/homa

Fiche
6

Conclusion

À l'issue de ce voyage au pays des tests endocriniens dynamiques, on s'aperçoit que prudence et humilité sont de rigueur. Dans bien des cas, il n'y a pas de consensus, en particulier sur les valeurs seuils à considérer. Les dosages biologiques de base ont vu leurs performances diagnostiques considérablement s'améliorer, et il est vraisemblable qu'elles s'amélioreront encore avec le développement des techniques relevant de la métabolomique.

C'est un fait, les tests dynamiques sont de moins en moins utilisés, à l'exception de l'exploration de la fonction corticotrope, qui reste un champ d'application de choix. Désormais, ils n'arrivent la plupart du temps qu'en seconde ou troisième intention, en cas de discordance entre les données de la clinique et les valeurs biologiques de base, le dernier recours en fait.

Dans les algorithmes décisionnels les plus récents, on note de plus en plus souvent l'introduction des mentions « selon le contexte clinique » ou bien encore « selon la conviction clinique ». Le bon sens clinique doit en effet prévaloir dans la prescription raisonnée des tests dynamiques, et affirmer cela n'est pas dévaloriser la biologie médicale, qui n'a jamais été, à mon sens, une histoire de chiffres... Tout chiffre est relatif.

Sur un plan pratique et organisationnel, il semble utile à un département endocrino-métabolique d'hospitalisation et de consultation de pouvoir bénéficier d'une grande proximité avec un plateau technique d'exploration fonctionnelle spécialisée, dans une interaction pluridisciplinaire entre cliniciens et biologistes.

Une unité de temps et de lieu, en somme...

Tests dynamiques endocriniens

Pour en savoir plus

AVANT-PROPOS

Linquette M, Benoit G, Buvat J, Cappoen JC. Explorations dynamiques en endocrinologie. Sandoz Editions ; 1974.

FICHE 1 – GÉNÉRALITÉS

Hay-Lombardie A, Debarre V, Bigot-Corbel E. Interférences liées à la biotine sur les paramètres d'urgence. RFL 2019 ; 510 : 44–52.

Ness SM, Young WF. Dynamic endocrine testing. The Mayo Clinic Model. Endocrinol Metab Clin North Am 1997 ; 26 : 957–72.

Piketty ML, Souberbielle JC. La biotine, une interférence analytique émergente. Ann Biol Clin 2017 ; 75 : 366–8.

Szymanowicz AG. Utilisation des tests dynamiques : état des lieux et perspectives. Biotribune 2005 ; 14 : 43–9.

Yalow RS, Berson SA. Immunoassay of endogenous plasma insulin in man. J Clin Invest 1960 ; 39 : 1157–75.

FICHE 2 – COMPLEXE HYPOTHALAMO-HYPOPHYSAIRE ET AXES NEUROENDOCRINIENS

Harris GW. Neural control of the pituitary gland. Physiol Rev 1948 ; 28 : 139–79.

Leng G, McGregor DJ. Models in neuroendocrinology. Math Biosci 2018 ; 305 : 29–41.

Moreau-Grangé L, Kuhn JL. Insuffisance hypophysaire acquise de l'adulte. EMC (Elsevier, Paris). Endocrinologie-Nutrition, 10-019-A-10. 2014.

Riskind PN, Martin JB. Functional anatomy of the hypothalamic-anterior pituitary complex. In : De Groot LJ. Ed. Endocrinology. Philadelphia : WB Saunders ; 1989, p. 97–107.

Zavala E, Wedgwood KCA, Voliotis M, Tabak J, Spiga F, Lightman SL, Tsaneva-Atanosova K. Mathematical modelling of endocrine systems. Trends Endocrinol Metab 2019 ; 30 : 244–57.

FICHE 3 – FONCTIONS ANTÉHYPOPHYSAIRE ET SURRÉNALIENNE

Tests dynamiques explorant la fonction somatotrope

Atquet V, Alexopoulou O, Maiter D. Caractéristiques et réponse aux analogues de la somatostatine chez les chez les patients avec acromégalie et augmentation paradoxale de la GH lors de l'HGPO. Ann Endocrinol 2020 ; 81(4) : 169.

Chanson P, Reynaud R, Coutant R, Linglart A, Nicolino M, Rodien P, et al. Serum GH concentration must now be expressed in mass units in France like in the rest of the world. Ann Biol Clin (Paris) 2018 ; 76 : 133–4.

Garcia JM, Biller BMK, Korbonits M, Popovic V, Luger A, Strasburger CJ, et al. Macimorelin as a diagnostic test for adult GH deficiency. J Clin Endocrinol Metab 2018 ; 103 : 3083–93.

Guerlavais V, Boeglin D, Mousseaux D, Oiry C, Heitz A, Deghenghi A, et al. New active series of growth hormone secretagogues. J Med Chem 2003 ; 46 : 1191–203.

Tests dynamiques endocriniens

Hage M, Kamenicky P, Chanson P. Growth Hormone response to oral glucose load : from normal to pathological conditions. Neuroendocrinology 2019 ; 108 : 244–55.

Melmed S, Bronstein MD, Chanson P, Klibanski A, Casanueva FF, Wass JAH, et al. A Consensus Statement on acromegaly therapeutic outcomes. Nat Rev Endocrinol 2018 ; 14 : 552–61.

Rochiccioli P, Enjaume C, Tauber MT, Pienkowski C. Statistical study of 5473 results of nine pharmacological stimulation tests : a proposed weighting index. Acta Paediatr 1993 ; 82 : 245–8.

Schilbach K, Gar C, Lechner A, Nicolay SS, Schwerdt L, Haenelt M, et al. Determinants of the growth hormone nadir during oral glucose tolerance test in adults. Eur J Endocrinol 2019 ; 181 : 55–67.

Tests dynamiques explorant la fonction corticotrope

Acko-Hui E, Janot K, Bankole NDA, Ifergan H, Bibi R, Herbreteau D, et al. Comment je fais un prélèvement veineux par cathétérisme des sinus pétreux inférieurs ? Journal d'imagerie diagnostique et interventionnelle 2022 ; 5 : 75–80.

Bertherat J, Tabarin A (modérateurs). Conférence de consensus : diagnostic du syndrome de Cushing. 36e Congrès de la Société française d'endocrinologie, 7 au 10 octobre 2020, Marseille.

CEEDMM. Endocrinologie, diabétologie et maladies métaboliques. 5e éd. Issy-les-Moulineaux : Elsevier Masson ; 2021.

Galm BP, Qiao N, Klibanski A, Biller BMK, Tritos NA. Accuracy of laboratory tests for the diagnosis of cushing syndrome. J Clin Endocrinol Metab 2020 ; 105 : 2081–94.

Guignat L, Assie G, Bertagna X, Bertherat J. Adénome corticotrope. Presse Med 2009 ; 38 : 125–32.

Lindholm J. Cushing's disease, pseudo-Cushing states and the dexamethasone test: a historical and critical review. Pituitary 2014 ; 17: 374–80.

Rasmuson S, Olsson T, Hagg E. A low dose ACTH test to assess the function of the hypothalamic-pituitary-adrenal axis. Clin Endocrinol (Oxf.) 1996 ; 44 : 151–6.

Tests dynamiques explorant la fonction minéralocorticoïde – diagnostic de l'hyperaldostéronisme primaire

Baguet JP, Steichen O, Mounier-Véhier C, Gosse P. SFE/SFHTA/AFCE consensus on primary aldosteronism, part 1: Epidemiology of PA, who should be screened for sporadic PA? Ann Endocrinol 2016 ; 77 : 187–91.

Bardet S, Chamontin B, Douillard C, Pagny JY, Hernigou A, Joffre F, et al. SFE/SFHTA/AFCE consensus on primary aldosteronism, part 4: Subtype diagnosis. Ann Endocrinol 2016 ; 77 : 208–13.

Douillard C, Houillier P, Nussberger J, Girerd X. SFE/SFHTA/AFCE Consensus on primary aldosteronism, part 2: First diagnostic steps. Ann Endocrinol 2016 ; 77 : 192–201.

Reznik Y, Amar L, Tabarin A. SFE/SFHTA/AFCE consensus on primary aldosteronism, part 3: confirmatory testing. Ann Endocrinol 2016 ; 77 : 202–7.

Exploration des axes thyréotrope, lactotrope et gonadotrope : tests dynamiques, reposez en paix…

Chanson Ph, Lepeintre JF, Ducreux D. Management of pituitary apoplexy. Expert Opin Pharmacother 2004 ; 5 : 1287–98.

Fahie-Wilson M, Smith TP. Determination of prolactin: the macroprolactin problem. Best Pract Res Clin Endocrinol Metab 2013 ; 27 : 725–42.

Pavord SR, Girach A, Price DE, Absalom SR, Falconer-Smith J, Howlett TA. A retrospective audit of the combined pituitary function test, using the insulin stress test, TRH and GnRH in a district laboratory. Clin Endocrinol (Oxf) 1992 ; 36 : 135–9.

FICHE 4 – FONCTION POSTHYPOPHYSAIRE

Christ-Crain M, Fenske W. Copeptin in the diagnosis of vasopressin-dependent disorders of fluid homeostasis. Nat Rev Endocrinol 2016 ; 12 : 168–76.
Fenske W, Quinkler M, Lorenz D, Zopf K, Haagen U, Papassotiriou J, et al. Copeptin in the differential diagnosis of the polydipsia-polyuria syndrome–revisiting the direct and indirect water deprivation tests. J Clin Endocrinol Metab 2011 ; 96 : 1506–15.
Fenske W, Refardt J, Chifu I, Schnyder I, Winzeler B, Drummond J, et al. A copeptin-based approach in the diagnosis of diabetes insipidus. N Engl J Med 2018 ; 379 : 428–39.
Lasolle H, Borson-Chazot F. Actualités autour de la prise en charge des diabètes insipides centraux. Ann Endocrinol 2016 ; 77 : S11–S18.
Miller M, Dalakos T, Moses AM, Fellerman H, Streeten DH. Recognition of partial defects in antidiuretic hormone secretion. Ann Intern Med 1970 ; 73 : 721–9.
Timper K, Fenske W, Kühn F, Frech N, Arici B, Rutishauser J, et al. Diagnostic accuracy of copeptin in the differential diagnosis of the polyuria-polydipsia syndrome: a prospective multicenter study. J Clin Endocrinol Metab 2015 ; 100 : 2268–74.
Winzeler B, Cesana-Nigro N, Refardt J, Vogt DR, Imber C, Morin B, et al. Arginine-stimulated copeptin measurements in the differential diagnosis of diabetes insipidus: a prospective diagnostic study. Lancet 2019 ; 394 : 587–95.

FICHE 5 – HOMÉOSTASIE GLUCIDO-INSULINIQUE

Dépistage des troubles de la tolérance au glucose

American Diabetes Association. Classification and Diagnosis of Diabetes: standards of medical care in diabetes – 2022. Diabetes Care 2022 ; 45(Supplement1) : S17–S38.
Dépistage du diabète gestationnel
Deruelle P. Item 255. Diabète gestationnel. Rev Prat 2021 ; 71 : 661–8.
Diagnostic étiologique d'une hypoglycémie non diabétique
Cryer PE, Axelrod L, Grossman AB, Heller SR, Montori VM, Seaquist ER, et al. Evaluation and management of adult hypoglycemic disorders: an Endocrine Society Clinical Practice Guideline. J Clin Endocrinol Metab 2009 ; 94 : 709–28.
Dufey A, Köhler Ballan B, Philippe J. Hypoglycémie non diabétique: diagnostic et prise en charge. Rev Med Suisse 2013 ; 9 : 1186–91.
Hirshberg B, Livi A, Bartlett DL, Libutti SK, Alexander HR, Doppman JL, et al. Forty-eight-hour fast: the diagnostic test for insulinoma. J Clin Endocrinol Metab 2000 ; 85 : 3222–6.
Martens P, Tits J. Approach to patient with spontaneous hypoglycemia. Eur J Intern Med 2014 ; 25 : 415–21.
Service FJ, McMahon MM, O'Brien PC, Ballard DJ. Functioning insulinoma–incidence, recurrence, and long-term survival of patients: a 60-year study. Mayo Clin Proc 1991 ; 66 : 711–9.
Service FJ, O'Brien PC, McMahon MM, Kao PC. C-peptide during the prolonged fast in insulinoma. J Clin Endocrinol Metab 1993 ; 76 : 655–9.
Vezzosi D, Bennet A, Fauvel J, Caron P. Insulin, C-peptide and proinsulin for the biochemical diagnosis of hypoglycaemia related to endogenous hyperinsulinism. Eur J Endocrinol 2007 ; 157 : 75–83.

Mesurer la sensibilité à l'insuline

Bergman RN, Finegood DT, Ader M. Assessment of insulin sensitivity in vivo. Endocr Rev 1985 ; 6 : 45–86.
Breda E, Cavaghan MK, Toffolo G, Polonsky KS, Cobelli C. Oral glucose tolerance test minimal model indexes of beta-cell function and insulin sensitivity. Diabetes 2001 ; 50 : 150–8.

Caumo A, Bergman RN, Cobelli C. Insulin sensitivity from meal tolerance tests in normal subjects: a minimal model index. J Clin Endocrinol Metab 2000 ; 85 : 4396–402.

De Fronzo RA, Tobin J, Andres R. Glucose clamp technique: a method for quantifying insulin secretion and resistance. Am J Physiol Endocrinol Metab 1979 ; 237 : 214–23.

Levy JC, Matthews DR, Hermans MP. Correct Homeostasis Model Assessment (HOMA) Evaluation uses the computer program. Diabetes Care 1998 ; 21 : 2191–2.

Mari A, Tura A, Gastaldelli A, Ferrannini E. Assessing insulin secretion by modeling in multiple-meal tests: role of potentiation. Diabetes 2002 ; 51(Suppl 1) : S221–6.

Matthews DR, Hosker JP, Rudenski AS, Naylor BA, Treacher DF, Turner RC. Homeostasis model assessment: insulin resistance and beta-cell function from fasting plasma glucose and insulin concentrations in man. Diabetologia 1985 ; 28 : 412–9.

Reaven GM. Role of insulin resistance in human disease. Diabetes 1988 ; 37 : 1595–607.

Ucak S, Basat O, Satir E, Altuntas Y. Evaluation of various insulin sensitivity indices in lean idiopathic hirsutism patients. Endocr J 2012 ; 59 : 291–6.

Vague J. The degree of masculine differenciation of obesities. A factor determining predisposition to diabetes, atherosclerosis, gout and uric calculous disease. Am J Clin Nutr 1956 ; 4 : 20–8.

Villard O, Brun JF, Bories L, Molinari N, Benhamou PY, Berney T, Wojtusciszyn A. The second phase of insulin secretion in nondiabetic islet-grafted recipients is altered and can predict graft outcome. J Clin Endocrinol Metab 2018 ; 103 : 1310–9.

Wallace TM, Levy JC, Matthews DR. Use and Abuse of HOMA modeling. Diabetes Care 2004 ; 27 : 1487–95.

Partie 2

Pour la pratique : synthèse des principaux tests dynamiques endocriniens[1]

1. Les fiches de la Partie 2 sont également disponibles en ligne. Pour voir ces compléments en ligne, connectez-vous sur http://www.em-consulte.com/e-complements/477618 et suivez les instructions.

Introduction

Les principaux tests dynamiques endocriniens sont résumés dans le tableau ci-dessous. Sauf exception, les normes d'interprétation sont dans le texte.

Test	Indication	Dosages/recueils	Fiche
HGPO–GH	Fonction somatotrope	GH, glycémie	9
Hypoglycémie insulinique	Fonction somatotrope	GH, glycémie	10
Glucagon–propranolol	Fonction somatotrope	GH, glycémie	11
Dexaméthasone	Fonction corticotrope	ACTH, cortisol	12
CRH	Fonction corticotrope	ACTH, cortisol	13
Desmopressine	Fonction corticotrope	ACTH, cortisol	14
Synacthène® (acétate de tétracosactide) classique	Fonction corticotrope Bloc enzymatique surrénalien	ACTH, cortisol Selon prescription	15
Synacthène® (acétate de tétracosactide) *low dose*	Fonction corticotrope	ACTH, cortisol	16
Hypoglycémie insulinique	Fonction corticotrope	Glycémie, ACTH, cortisol	17
Métopirone® (métyrapone) court	Fonction corticotrope	ACTH, composé S, cortisol	18
Charge sodée intraveineuse	Hyperaldostéronisme primaire	Aldostérone, rénine	19
Captopril	Hyperaldostéronisme primaire	Aldostérone, rénine	20
Restriction hydrique + Minirin® (desmopressine)	Syndrome polyuro-polydipsique	Osmolalité sanguine et urinaire, diurèse, AVP	21
Copeptine stimulée par solution salée hypertonique	Syndrome polyuro-polydipsique	Copeptine	22

Test	Indication	Dosages/recueils	Fiche
HGPO 75 g – 2 h	Troubles de la tolérance au glucose	Glycémie	23
HGPO 75 g – 2 h	Diabète gestationnel	Glycémie	24
Épreuve de jeûne	Hypoglycémie non diabétique : insulinome	Glycémie, insuline, peptide C, pro-insuline, β-hydroxybutyrate	25
Repas test modélisé	Sensibilité à l'insuline Fonction β-cellulaire	Glycémie, insuline, peptide C	26

HGPO–GH
Test de freinage de la sécrétion de GH par l'HGPO (75 g de glucose)

Indication

Diagnostic d'acromégalie.

Préparation du patient

- À jeun depuis 12 h.
- Au repos et allongé pendant toute la durée du test.

Déroulement et prélèvements

- Au temps –15 minutes, pose d'un cathéter.
- Du temps 0 au temps 180 minutes :

<table>
<tr><th>Temps</th><th colspan="2">Glucose (tube fluorure de sodium, à bouchon gris)</th><th>GH (tube sec, à bouchon rouge)</th></tr>
<tr><td>0 min</td><td colspan="2">✓</td><td>✓ (+ IGF-1)</td></tr>
<tr><td rowspan="5">0 min</td><td colspan="3">Donner à boire la charge en glucose préparée de la façon suivante :</td></tr>
<tr><td></td><td>Glucose</td><td>Eau</td></tr>
<tr><td>Adulte</td><td>75 g</td><td>200 mL</td></tr>
<tr><td>Enfant</td><td>1,75 g/kg
(au maximum 75 g)</td><td>200 mL</td></tr>
<tr><td colspan="3">Le temps d'ingestion doit être bref, de moins de 5 minutes
Attention à la survenue d'effets secondaires : nausées, vomissements
En cas de vomissements, le test est arrêté</td></tr>
<tr><td>15 min</td><td colspan="2">✓</td><td>✓</td></tr>
<tr><td>30 min</td><td colspan="2">✓</td><td>✓</td></tr>
<tr><td>60 min</td><td colspan="2">✓</td><td>✓</td></tr>
<tr><td>90 min</td><td colspan="2">✓</td><td>✓</td></tr>
</table>

Temps	Glucose (tube fluorure de sodium, à bouchon gris)	GH (tube sec, à bouchon rouge)
120 min	✓	✓
150 min	✓	✓
180 min	✓	✓

Conserver les tubes de prélèvement au réfrigérateur avant de les adresser au(x) laboratoire(s) exécutant(s).

Hypoglycémie insulinique
Test de stimulation de l'axe somatotrope – insuffisance hypophysaire

Indication

Insuffisance somatotrope.

Préparation du patient

- À jeun depuis 12 h.
- Au repos et allongé pendant toute la durée du test.
- Vérifier les contre-indications (principalement coronaropathie et antécédents d'épilepsie).
- Présence médicale obligatoire.

Déroulement et prélèvements

- Au temps –15 minutes :
  - pose de deux voies veineuses, une à chaque bras (prélèvements et perfusion d'insuline) ;
  - détermination de la glycémie capillaire ;
  - prélèvements pour les dosages de glycémie (tube fluorure de sodium, à bouchon gris), de GH et d'IGF-1 (tube sec, à bouchon rouge) ;
  - mise en route de la perfusion d'insuline (pousse-seringue électrique), à un débit initial de 0,1 UI/kg/h, ajusté selon les déterminations de la glycémie capillaire ;
  - au seuil d'hypoglycémie (voir discussion dans le texte), arrêt de la perfusion d'insuline et réalisation du temps 0.
- Du temps 0 au temps 120 minutes :
  - détermination de la glycémie capillaire de façon rapprochée, adaptable selon l'évolution clinique, par exemple toutes les 10 minutes, et réalisation des prélèvements suivants :

Temps	Glucose (tube fluorure de sodium, à bouchon gris)	GH (tube sec, à bouchon rouge)
0 min	✓	✓
15 min	✓	✓

Tests dynamiques endocriniens

Temps	Glucose (tube fluorure de sodium, à bouchon gris)	GH (tube sec, à bouchon rouge)
30 min	✓	✓
45 min	✓	✓
60 min	✓	✓
90 min	✓	✓
120 min	✓	✓

- surveillance attentive de la tolérance clinique du test et resucrage avec du sérum glucosé à 30 % si nécessaire.

Fin du test

- Injection de 20 mL de sérum glucosé à 30 %.
- Donner une collation sucrée au patient.
- Poursuivre le suivi de la glycémie capillaire jusqu'à stabilisation.
- Autorisation médicale de sortie.

Test au glucagon–propranolol

Test couplé de stimulation de l'axe somatotrope – insuffisance hypophysaire

Indication

Insuffisance somatotrope.

Préparation du patient

- À jeun depuis 12 h.
- Au repos.
- Vérifier les contre-indications.

Déroulement et prélèvements

- Mise ne place d'une perfusion de sérum physiologique 30 minutes avant le début du test.
- Pose d'une voie veineuse pour les prélèvements.
- Au temps –30 minutes :
  - détermination de la glycémie capillaire ;
  - prélèvements pour les dosages de glycémie (tube fluorure de sodium, à bouchon gris) et de GH (tube sec, à bouchon rouge) ;
  - **prise orale de 40 mg de propranol** (ou 0,75 mg/kg de poids corporel, sans dépasser 40 mg).
- Au temps 0 :
  - détermination de la glycémie capillaire ;
  - prélèvements pour les dosages de glycémie (tube fluorure de sodium, à bouchon gris) et de GH (tube sec, à bouchon rouge) ;
  - **injection intramusculaire de 1 mg de glucagon** (0,03 mg/kg de poids corporel chez l'enfant de plus de 1 an ou de plus de 10 kg).
- Du temps 30 au temps 180 minutes :
  - détermination de la glycémie capillaire ;
  - prélèvements suivants :

Temps	Glucose (tube fluorure de sodium, à bouchon gris)	GH (tube sec, à bouchon rouge)
30 min	✓	✓
60 min	✓	✓

Temps	Glucose (tube fluorure de sodium, à bouchon gris)	GH (tube sec, à bouchon rouge)
90 min	✓	✓
120 min	✓	✓
150 min	✓	✓
180 min	✓	✓

Conserver les tubes de prélèvement au réfrigérateur avant de les adresser au(x) laboratoire(s) exécutant(s).

Dexaméthasone

Tests de freinage de l'axe corticotrope – hypercortisolisme

Contre-indications et précautions générales

- Absence de prise de glucocorticoïdes dans les 48 h précédant le test.
- Absence de prise de médicament interférant avec le dosage du cortisol ou le métabolisme de la dexaméthasone (en particulier, **contraception estroprogestative**).
- Hypersensibilité la dexaméthasone.

Freinage minute

Indication

- Recherche d'un hypercortisolisme (syndrome de Cushing).
- Test de première intention.

Déroulement et prélèvements

- Prise orale de 1 mg de dexaméthasone (2 comprimés à 0,5 mg de Dectancyl®) la veille entre 23 h et 00 h.
- Prélèvement sanguin à jeun le lendemain matin :
  - cortisolémie à 8 h.

Freinage faible ou standard

Indication

- Recherche d'un hypercortisolisme (syndrome de Cushing).
- Test de deuxième intention.

Déroulement et prélèvements

	J-1	J0			J1				J2
Dexaméthasone (DXM) 0,5 mg/6 h		8 h ↓	14 h ↓	20 h ↓	2 h ↓	8 h ↓	14 h ↓	20 h ↓	2 h ↓

	J-1	J0	J1	J2
Urines/24 h : cortisol libre urinaire		×	×	
Cortisolémie		8 h (avant prise de DXM)		8 h (6 h après la dernière prise de DXM)

Freinage fort

Indication

Diagnostic étiologique du syndrome de Cushing ACTH-dépendant (maladie de Cushing).

Déroulement et prélèvements

	J-1	J0			J1				J2
Dexaméthasone (DXM) 2 mg/6 h		8 h ↓	14 h ↓	20 h ↓	2 h ↓	8 h ↓	14 h ↓	20 h ↓	2 h ↓
Urines/24 h : cortisol libre urinaire		×			×				
Cortisolémie		8 h (avant prise de DXM)							8 h (6 h après la dernière prise de DXM)

CRH
Test de stimulation de l'axe corticotrope – hypercortisolisme

Indication

Diagnostic étiologique de la maladie de Cushing.

Préparation du patient

- À jeun depuis 12 h.
- Au repos.
- Allongé pendant toute la durée du test.
- Vérifier les contre-indications : état cardiovasculaire instable ; grossesse.

Déroulement et prélèvements

- Au temps –30 minutes, pose d'un cathéter.
- Du temps 0 au temps 180 minutes :

Temps	Cortisol (tube sec, à bouchon rouge)	ACTH (tube EDTA, à bouchon violet)
0 min	✓	✓
0 min	**Injecter 100 µg de CRH en bolus de 30 secondes** Attention à la survenue d'effets secondaires : flush, sensation de chaleur, hypotension. **Mesure de la pression artérielle à T0 et T15 et si nécessaire**	
15 min	✓	✓
30 min	✓	✓
60 min	✓	✓
90 min	✓	✓
120 min	✓	✓
150 min	✓	✓
180 min	✓	✓

Conserver les tubes EDTA au réfrigérateur (l'ACTH est fragile) avant de les adresser au(x) laboratoire(s) exécutant(s), en respectant le maintien de la chaîne du froid.
La fonction corticotrope répond normalement si l'on observe un pic d'ACTH plasmatique au moins 35 à 50 % supérieur à la valeur de base et un pic de cortisol plasmatique au moins 20 % supérieur à la valeur de base. Ce profil est conservé dans la maladie de Cushing contrairement aux sécrétions ectopiques d'ACTH.

Desmopressine (Minirin®)
Tests de stimulation de l'axe corticotrope – hypercortisolisme

Indication

Diagnostic étiologique et suivi (risque de rechute postopératoire) de la maladie de Cushing.

Préparation du patient

- À jeun depuis 12 h.
- Au repos.
- Allongé pendant toute la durée du test
- Vérifier les contre-indications : âge > 60 ans (contre-indication relative), HTA mal contrôlée, insuffisance coronaire, insuffisance cardiaque, artériopathie oblitérante des membres inférieurs, glaucome, maladie de Willebrand de type IIb, prise de diurétiques.
- Apport hydrique limité le jour du test (< 1 L) en raison du risque d'hyponatrémie.

Déroulement et prélèvements

- Au temps –30 minutes, pose d'un cathéter.
- Du temps 0 au temps 180 minutes :

Temps	Cortisol (tube sec, à bouchon rouge)	ACTH (tube EDTA, à bouchon violet)
0 min	✓	✓
0 min	**Injecter en intraveineuse lente (3 min) 10 µg de desmopressine :** **1 ampoule de Minirin® = 1 mL = 4 µg** **Soit 2 ampoules et demie** Attention à la survenue d'effets secondaires : nausées, flush, poussée tensionnelle, bradycardie, poussée d'insuffisance coronaire, poussée de glaucome	
15 min	✓	✓
30 min	✓	✓

Temps	Cortisol (tube sec, à bouchon rouge)	ACTH (tube EDTA, à bouchon violet)
60 min	✓	✓
90 min	✓	✓
120 min	✓	✓
150 min	✓	✓
180 min	✓	✓

Conserver les tubes EDTA au réfrigérateur (l'ACTH est fragile) avant de les adresser au(x) laboratoire(s) exécutant(s), en respectant le maintien de la chaîne du froid.

Lorsque le test à la desmopressine est couplé à celui à la dexaméthasone, le patient doit prendre la veille du test, entre 23 h et minuit, 1 mg de dexaméthasone (soit 2 comprimés de Dectancyl®), puis on suit le même protocole le matin suivant.

Aux contre-indications du test à la desmopressine s'ajoutent celles du test à la dexaméthasone.

Synacthène® (tétracosactide) classique 250 µg

Tests de stimulation de l'axe corticotrope – étude de la capacité sécrétoire de la corticosurrénale avec dosage du cortisol, associé ou non à ses précurseurs

Indication

Insuffisance corticotrope et/ou suspicion de bloc enzymatique surrénalien.

Préparation du patient

- Test réalisé à 8 h (possible en ambulatoire).
- À jeun depuis 12 h.
- Au repos et allongé pendant toute la durée du test.
- Vérifier les contre-indications : hypersensibilité au tétracosactide, terrain allergique (précautions), asthme aigu, état infectieux, prise de glucocorticoïdes dans les 12 h précédant le test, prise orale d'un contraceptif estroprogestatif, troubles psychotiques mal contrôlés.

Déroulement et prélèvements

- Du temps 0 au temps 60 minutes :

Temps	Cortisol (tube sec, à bouchon rouge)	ACTH (tube EDTA, à bouchon violet)
0 min	✓	✓
0 min	**Injecter en intramusculaire ou en intraveineuse lente (3 min) 250 µg de tétracosactide, soit une ampoule de Synacthène® immédiat** La voie intraveineuse est préconisée en cas de prise d'anticoagulants Chez l'enfant, la voie intramusculaire est privilégiée à raison de 3,6 µg/kg (1 ampoule au maximum) Surveillance : réaction allergique, exceptionnelle	

Temps	Cortisol (tube sec, à bouchon rouge)	ACTH (tube EDTA, à bouchon violet)
30 min	✓	✓
60 min	✓	✓

- Le temps 30 minutes n'est pas systématique.
- En cas de suspicion de bloc enzymatique surrénalien, on ajoute les dosages de la 17-hydroxyprogestérone et/ou du 21-désoxycortisol (tube sec, à bouchon rouge).

Conserver les tubes EDTA au réfrigérateur (l'ACTH est fragile) avant de les adresser au(x) laboratoire(s) exécutant(s), en respectant le maintien de la chaîne du froid.

Synacthène® (tétracosactide) *low dose* 1 µg

Tests de stimulation de l'axe corticotrope Étude de la capacité sécrétoire de la corticosurrénale avec dosage du cortisol

Indication

Insuffisance corticotrope.

Préparation du patient

- Test réalisé à 8 h (possible en ambulatoire).
- À jeun depuis 12 h.
- Au repos et allongé pendant toute la durée du test.
- Vérifier les contre-indications : hypersensibilité au tétracosactide, terrain allergique (précautions), asthme aigu, état infectieux, prise de glucocorticoïdes dans les 12 h précédant le test, prise orale d'un contraceptif estroprogestatif, troubles psychotiques mal contrôlés.

Déroulement et prélèvements

- Au temps –30 minutes, pose d'un cathéter.
- Du temps 0 au temps 40 minutes :

Temps	Cortisol (tube sec, à bouchon rouge)	ACTH (tube EDTA, à bouchon violet)
0 min	✓	✓
0 min	Diluer une ampoule de Synacthène® immédiat (250 µg en ampoule de 1 mL) dans 249 mL de sérum physiologique (à préparer après avoir posé le cathéter) **Injecter 1 mL de cette préparation en intraveineuse lente (3 min), ce qui correspond à 1 µg de tétracosactide, puis rincer avec 2 mL de sérum physiologique** Surveillance : réaction allergique exceptionnelle	

Temps	Cortisol (tube sec, à bouchon rouge)	ACTH (tube EDTA, à bouchon violet)
30 min	✓	✓
40 min	✓	✓

Conserver les tubes EDTA au réfrigérateur (l'ACTH est fragile) avant de les adresser au(x) laboratoire(s) exécutant(s), en respectant le maintien de la chaîne du froid.

Hypoglycémie insulinique

Test de stimulation de l'axe corticotrope – insuffisance hypophysaire

Indication

Insuffisance corticotrope.

Préparation du patient

- À jeun depuis 12 h.
- Au repos et allongé pendant toute la durée du test.
- Vérifier les contre-indications (principalement coronaropathie et antécédents d'épilepsie).
- Présence médicale obligatoire.

Déroulement et prélèvements

- Au temps –15 minutes :
  - pose de deux voies veineuses, une à chaque bras (prélèvements et perfusion d'insuline) ;
  - détermination de la glycémie capillaire ;
  - prélèvements pour les dosages de glycémie (tube fluorure de sodium, à bouchon gris), de cortisol (tube sec, à bouchon rouge) et d'ACTH (tube EDTA, à bouchon violet) ;
  - mise en route de la perfusion d'insuline (pousse-seringue électrique), à un débit initial de 0,1 UI/kg/h, ajusté selon les déterminations de la glycémie capillaire ;
  - au seuil d'hypoglycémie (voir discussion dans le texte), arrêt de la perfusion d'insuline et réalisation du temps 0.
- Du temps 0 au temps 120 minutes :
  - détermination de la glycémie capillaire de façon rapprochée, adaptable selon l'évolution clinique, par exemple toutes les 10 minutes ;
  - réalisation des prélèvements suivants :

Temps	Glucose (tube fluorure de sodium, à bouchon gris)	Cortisol (tube sec, à bouchon rouge)	ACTH (tube EDTA, à bouchon violet)
0 min	✓	✓	✓
15 min	✓	✓	✓
30 min	✓	✓	✓
45 min	✓	✓	✓
60 min	✓	✓	✓
90 min	✓	✓	✓
120 min	✓	✓	✓

– surveillance attentive de la tolérance clinique du test et resucrage avec du sérum glucosé à 30 % si nécessaire.

Conserver les tubes EDTA au réfrigérateur (l'ACTH est fragile) avant de les adresser au(x) laboratoire(s) exécutant(s), en respectant le maintien de la chaîne du froid.

Fin du test

- Injection de 20 mL de sérum glucosé à 30 %.
- Donner une collation sucrée au patient.
- Poursuivre le suivi de la glycémie capillaire jusqu'à stabilisation.
- Autorisation médicale de sortie.

Restriction hydrique

Évaluation du pouvoir de concentration rénale dans l'exploration d'un syndrome polyuro-polydipsique

Indication

Diagnostic différentiel entre les diabètes insipides (central, néphrogénique) et la polydipsie primaire.

Préparation du patient

- Prévenir le patient de la durée variable du test.
- Arrêt de tout traitement diurétique les 3 jours précédant le test.
- Arrêt du tabac et de l'alcool dans les 12 h précédant le test et pendant sa durée.
- Vérifier les contre-indications : insuffisance rénale évoluée, déshydratation, infection urinaire, natrémie > 147 mmol/L.

Déroulement et suivi

Restriction hydrique à partir de minuit si la polyurie est modérée (moins de deux levers nocturnes pour miction) sinon à partir de 8 h (plus de deux levers nocturnes pour miction).

Feuille de suivi du test							Biologie
	Poids	PA	FC	T °C	Volume urinaire	Densité sur BU	Prélèvements/ recueils à envoyer
8 h					Volume mictionnel .... mL		Sang : osmolalité, ionogramme, protéines, AVP Urines : osmolalité, densité
9 h					Entre 8 h et 9 h : .... mL		Sang : osmolalité, ionogramme, protéines Urines : osmolalité, densité

Feuille de suivi du test							Biologie
10 h					Entre 9 h et 10 h : .... mL		Sang : osmolalité, ionogramme, protéines Urines : osmolalité, densité
11 h					Entre 10 h et 11 h : .... mL		Sang : osmolalité, ionogramme, protéines Urines : osmolalité, densité
12 h					Entre 11 h et 12 h : .... mL		Sang : osmolalité, ionogramme, protéines Urines : osmolalité, densité
13 h					Entre 12 h et 13 h : .... mL		Sang : osmolalité, ionogramme, protéines Urines : osmolalité, densité
14 h					Entre 13 h et 14 h : .... mL		Sang : osmolalité, ionogramme, protéines Urines : osmolalité, densité
15 h					Entre 14h et 15h : .... mL		Sang : osmolalité, ionogramme, protéines Urines : osmolalité, densité
16 h					Entre 15 h et 16 h : .... mL		Sang : osmolalité, ionogramme, protéines, AVP Urines : osmolalité, densité
Fin de la restriction					TOTAL : .... mL		
16 h 05 : test au Minirin®						**4 µg en sous-cutané (2 µg si poids < 50 kg)**	
17 h					Entre 16 h et 17 h : .... mL		Sang : osmolalité, ionogramme, protéines Urines : osmolalité, densité

Feuille de suivi du test							Biologie
18 h					Entre 17 h et 18 h : .... mL		Sang : osmolalité, ionogramme, protéines, AVP Urines : osmolalité, densité

BU : bandelette urinaire ; FC : fréquence cardiaque ; PA : pression artérielle ; T : température.

Dans cet exemple, la restriction hydrique est arrêtée à 16 h ; la décision d'arrêt correspond à la stabilité de l'osmolalité urinaire (variation < 10 %) sur deux recueils d'urine consécutifs ou, à tout moment du test, à une situation d'intolérance : perte de poids > 5 kg et/ou hypotension systolique < 100 mmHg et/ou hypernatrémie > 145 mmol/L et/ou osmolalité sanguine > 300 mosm/kg et/ou soif extrême.
La présence d'un médecin est requise pendant toute la durée du test.
Les prélèvements et recueils sont adressés au laboratoire et analysés tout au long du déroulement du test.
En résumé :

	DI néphrogénique	DI central	Polydipsie primaire
Pouls	Accéléré	Accéléré	Inchangé
Tension artérielle	Diminuée	Diminuée	Inchangée
Poids	Diminué	Diminué	Inchangé
Diurèse	Stationnaire	Stationnaire	Diminuée
Osmolalité urinaire	Stationnaire basse	Stationnaire basse	Élevée
Osmolalité plasmatique	Élevée	Élevée	Inchangée
Sodium plasmatique	Élevé	Élevé	Inchangé
AVP plasmatique	Normale	Basse	Élevée
Test au Minirin®	Négatif	Positif	Positif selon l'ancienneté

DI : diabète insipide.

Fiche 22

Copeptine stimulée par solution salée hypertonique

Indication

Diagnostic différentiel entre les diabètes insipides (central, néphrogénique) et la polydipsie primaire.

Patients éligibles

- Syndrome polyuro-polydipsique hypotonique, avec natrémie normale.
- Vérifier les contre-indications : certaines étiologies de polyurie (diabète, hypercalcémie, hypokaliémie) ; insuffisance cardiaque ; épilepsie ; grossesse et allaitement ; hypertension instable ; cirrhose hépatique ; déficits corticotrope ou thyroïdien non substitués.

Déroulement et suivi

- Faire un **prélèvement sanguin pour le dosage de la copeptine de base** (tube sec, à bouchon rouge).
- Perfuser un bolus par voie intraveineuse de 250 mL de soluté salé hypertonique à 3 % en 15 min.
- Adapter alors le débit de perfusion en fonction du poids du patient : 0,15 mL/kg de poids corporel/min.
- Faire un ionogramme toutes les 30 min après le début de la perfusion.

Critères d'arrêt de la perfusion

La décision d'arrêt de la perfusion correspond à l'atteinte d'un seuil de natrémie à 147 mmol/L ou, à tout moment du test, à l'observation d'une natrémie > 147 mmol/L ou de signes d'intolérance (céphalées, vertiges, nausées). Dans tous les cas, on ne prolonge pas le test au-delà de 3 h.

Après atteinte du seuil de natrémie et arrêt de la perfusion, faire un **prélèvement sanguin pour le dosage de la copeptine après stimulation** (tube sec, à bouchon rouge).

Tests dynamiques endocriniens

Perfuser 500 mL de soluté glucosé à 5 % en 1 h, et donner dans le même temps au patient un apport hydrique d'au moins 30 mL/kg. Vérifier la natrémie 1 h après l'arrêt de la perfusion : si elle est normale, le patient peut être libéré ; si elle est en encore élevée, poursuivre l'apport hydrique.

Interprétation

Voir figure 4.3.

Fiche
23

HGPO 75 g sur 2 h
Troubles de la tolérance au glucose

Indication

Dépistage des troubles de la tolérance au glucose.

Préparation du patient

- Régime à 220 g de glucides au moins les 3 jours précédant le test.
- À jeun, ni tabac ni alcool depuis 12 h.
- Au repos pendant toute la durée du test.

Déroulement et prélèvements

- Au temps –15 minutes, pose d'un cathéter.
- Du temps 0 au temps 120 minutes :

<table>
<tr><th>Temps</th><th>Glucose (tube fluorure de sodium, à bouchon gris)</th><th>Glycémie capillaire</th></tr>
<tr><td>0 min</td><td>✓</td><td>✓</td></tr>
<tr><td>0 min</td><td colspan="2">Donner à boire la charge en glucose préparée de la façon suivante :
<table>
<tr><td></td><td>Glucose</td><td>Eau</td></tr>
<tr><td>Adulte</td><td>75 g</td><td>200 mL</td></tr>
<tr><td>Enfant</td><td>1,75 g/kg
(au maximum 75 g)</td><td>200 mL</td></tr>
</table>
Le temps d'ingestion doit être bref, de moins de 5 minutes
Attention à la survenue d'effets secondaires : nausées, vomissements
En cas de vomissements, le test est arrêté</td></tr>
<tr><td>120 min</td><td>✓</td><td>✓</td></tr>
</table>

Attention à la survenue d'hypoglycémie réactionnelle au-delà du T120.
Conserver les tubes de prélèvement au réfrigérateur avant de les adresser au(x) laboratoire(s) exécutant(s).

Tests dynamiques endocriniens

HGPO 75 g sur 2 h
Dépistage du diabète gestationnel

Indication

Dépistage du diabète gestationnel, entre la 24e et la 28e semaine d'aménorrhée.

Préparation de la patiente

- Régime à 220 g de glucides au moins les 3 jours précédant le test.
- À jeun, ni tabac ni alcool depuis 12 h.
- Au repos et allongée pendant toute la durée du test.

Déroulement et prélèvements

- Au temps –15 minutes, pose d'un cathéter.
- Du temps 0 au temps 120 minutes :

Temps	Glucose (tube fluorure de sodium, à bouchon gris)	Glycémie capillaire
0 min	✓	✓
0 min	**Donner à boire la charge en glucose préparée de la façon suivante :** 75 g de glucose dans 200 mL d'eau **Le temps d'ingestion doit être bref, de moins de 5 minutes** Attention à la survenue d'effets secondaires : nausées, vomissements En cas de vomissements, le test est arrêté	
60 min	✓	✓
120 min	✓	✓

Attention à la survenue d'hypoglycémie réactionnelle au-delà du T120.
Conserver les tubes de prélèvement au réfrigérateur avant de les adresser au(x) laboratoire(s) exécutant(s).

Fiche
25

Épreuve de jeûne

Indication

Exploration étiologique d'une hypoglycémie non diabétique : suspicion d'hypoglycémie organique.

Préparation du patient

- Vérifier les contre-indications : glycémie au départ < 0,5 g/L (2,75 mmol/L), coronaropathie instable et antécédents d'épilepsie.
- Présence médicale obligatoire.
- Jeûne complet, d'au plus 72 h, avec apport suffisant de liquides non caloriques (eau et infusion non sucrées).
- Interruption des médicaments non essentiels.

Déroulement et prélèvements

- Glycémie capillaire toutes les 2 heures.
- Glycémie veineuse toutes les 6 heures jusqu'à ce que la glycémie soit inférieure à 0,60 g/L (3,3 mmol/L), puis toutes les 2 heures et en cas d'apparition de symptômes cliniques.
- Si la glycémie veineuse est inférieure à 0,60 g/L (3,3 mmol/L), doser l'insuline, le peptide C, la pro-insuline, le β-hydroxybutyrate, ainsi que les antidiabétiques oraux (sulfamides, glinides).
- Selon le contexte, rechercher les anticorps anti-insuline et anticorps anti-récepteurs de l'insuline.
- L'épreuve de jeûne doit être interrompue en cas de :
  - apparition de signes cliniques graves (perte de conscience, convulsions, signes psychiatriques) ;
  - suspicion d'hypoglycémie devant des symptômes évocateurs (sueurs, troubles neurologiques, hémiparésie, fourmillements et agitation), avec glycémie veineuse < 0,45 g/L (2,5 mmol/L) ;
  - hypoglycémie veineuse < 0,40 g/L (2,2 mmol/L), même si elle est asymptomatique ; en présence d'hypoglycémie chronique, la sensibilité clinique à l'hypoglycémie est abaissée, comme chez le diabétique, et l'hypoglycémie peut ne pas être perçue par le patient ;
  - β-hydroxybutyrate > 2,7 mmol/L associé à des nausées et/ou des vomissements.

- En l'absence de glycémie < 0,6 g/L (3,3 mmol/L) en fin d'épreuve, terminer par le test au glucagon :
  - injection intraveineuse de 1 mg de glucagon ;
  - dosage de la glycémie veineuse 10, 15 et 30 min après l'injection.

Conserver les tubes de prélèvement au réfrigérateur ; les adresser rapidement et au fur et à mesure au(x) laboratoire(s) exécutant(s).

Repas test standardisé sur 3 h

Avec modélisations mathématiques pour la détermination des paramètres de la sensibilité à l'insuline et de la fonction β-cellulaire

Indication

Dépistage des troubles de la tolérance au glucose.

Préparation du patient

- À jeun, ni tabac ni alcool depuis 12 h.
- Allongé pendant toute la durée du test.

Déroulement et prélèvements

- Au temps –15 minutes, pose d'un cathéter.
- Du temps 0 au temps 180 minutes, la glycémie capillaire est suivie à chaque temps :

Temps	Glucose (tube fluorure de sodium, à bouchon gris)	Insuline et/ou peptide C (tube sec, à bouchon rouge)
0 min	✓	✓
0 min	**Donner un petit déjeuner au patient, à ingérer en 10 à 12 min** Le petit déjeuner est composé de pain, de beurre, de sucre en morceaux, de café et de lait. Il apporte **465 kcal** (63,4 % de glucides, 27,5 % de lipides et 9,1 % de protéines) **dont 76 g de glucides**	
15 min	✓	✓
30 min	✓	✓
60 min	✓	✓
90 min	✓	✓
120 min	✓	✓
150 min	✓	✓
180 min	✓	✓

Le patient est libéré lorsque la glycémie est revenue à son niveau basal et stable sur deux temps successifs. En cas d'hypoglycémie, le test est prolongé par des temps supplémentaires espacés de 30 min, pour une durée maximale de 5 h.
Conserver les tubes de prélèvement au réfrigérateur ; les adresser rapidement au(x) laboratoire(s) exécutant(s).

Partie 3

Dossiers clinico-biologiques

Dossier n° 1

Observation

Une femme âgée de 37 ans est adressée par son médecin référent à un endocrinologue pour exploration d'une dysthyroïdie qu'il qualifie de **biologique**. La patiente ne présente aucun antécédent médical ou chirurgical particulier, pas plus qu'une histoire familiale susceptible d'être éclairante.
Elle consulte principalement pour une fatigue traînante et une perte de cheveux qu'elle décrit comme modérée. Son état de santé semble malgré tout s'améliorer depuis la prise récente, en automédication, d'un complexe polyvitaminé par voie orale et d'un **traitement pour la chute des cheveux**, recommandée par une amie, le tout commandé sur un site de parapharmacie en ligne.
Le premier bilan biologique réalisé montre un effondrement de la TSH, à 0,03 µU/mL (intervalle de référence : 0,5–5,7), entraînant une suspicion d'hyperthyroïdie. Le médecin référent demande un contrôle 15 jours après, qui confirme les résultats du premier bilan : TSH à 0,02 µU/mL, T4L à 9,5 ng/dL (intervalle de référence : 0,8–2).
L'examen clinique est sans particularité, la palpation de la thyroïde par l'endocrinologue est normale. L'enquête alimentaire ne révèle rien de particulier, la patiente ne suit aucun traitement médicamenteux prescrit.

Commentaire

Le médecin référent adresse la patiente à un endocrinologue, parce que la discordance clinico-biologique importante qu'il observe pour la fonction thyroïdienne le laisse perplexe. Les deux bilans biologiques prescrits sont en faveur d'une hyperthyroïdie périphérique sévère, quand la patiente n'en présente aucun des signes cliniques objectifs. C'est en fait tout le contraire : une fatigabilité et une tendance à l'alopécie s'intégreraient beaucoup plus dans un tableau d'hypothyroïdie. C'est donc à n'y rien comprendre…
L'endocrinologue montre un intérêt particulier pour le traitement par automédication de la patiente, car il suspecte une interférence analytique avec le bilan thyroïdien. Il apparaît rapidement que le complexe polyvitaminé **très complet** contient de la biotine

et que le traitement pour la chute des cheveux en contient bien plus encore. L'endocrinologue évalue la prise quotidienne de biotine entre 300 et 400 mg, la patiente ne semblant pas vraiment respecter les posologies suggérées. Il s'agit donc, selon toute vraisemblance, d'une fausse hyperthyroïdie biologique en relation avec la prise importante de biotine.

On peut de façon simple distinguer deux catégories d'immunodosages. Dans la **technique** dite **sandwich**, le paramètre à doser est littéralement « pris en sandwich » entre un anticorps biotinylé et un anticorps marqué. L'ajout de streptavidine au milieu réactionnel permet d'immobiliser le complexe formé, en particulier lors des étapes de lavage, du fait de la forte affinité de la liaison streptavidine–biotine. Il en résulte que plus le signal est fort, plus la concentration du paramètre à doser est importante. En présence de fortes concentrations plasmatiques de biotine, celle-ci prend la place ou déplace les anticorps biotinylés de leur liaison à la streptavidine : le signal émis diminue, entraînant une sous-estimation du paramètre à doser. Dans cet exemple, c'est le cas pour le dosage de la TSH.

Dans la **technique** dite **par compétition**, le paramètre à doser « entre en compétition » avec le même paramètre biotinylé, après incubation avec des anticorps marqués. Il en résulte que plus le signal est fort, plus la concentration du paramètre à doser est faible. Lors d'une interférence avec la biotine à forte concentration plasmatique, celle-ci entre en compétition avec le paramètre biotinylé au niveau des sites de liaison de la streptavidine. Le signal émis diminue, entraînant une surestimation du paramètre à doser. Dans cet exemple, c'est le cas pour le dosage de la T4L.

On peut se rapporter avec profit à la figure 1.1 qui explicite cette dichotomie.

Cette explication très mécanistique correspond bien au cas de la patiente : une forte concentration de biotine mime parfaitement un bilan biologique caractéristique d'une hyperthyroïdie périphérique.

L'endocrinologue demande à la patiente d'arrêter complètement l'ensemble du traitement contenant de la biotine pendant 1 semaine, à l'issue de laquelle le bilan thyroïdien est contrôlé et trouvé cette fois normal.

Il n'y a pas de consensus sur la durée de la fenêtre thérapeutique à appliquer avant d'effectuer un nouveau contrôle, mais un délai de 1 semaine semble raisonnable, sinon largement suffisant. L'autre possibilité est de refaire le bilan thyroïdien dans un laboratoire utilisant des techniques ne reposant pas sur le système streptavidine–biotine ou équivalent, mais ce n'est pas toujours simple pour le patient.

Conclusion

Il est important de connaître les interférences analytiques liées à la prise de biotine. Celle-ci a été suggérée dans la prise en charge de la sclérose en plaques, avec toutefois des résultats contradictoires, mais elle est de toute façon largement utilisée, notamment en automédication, dans les problèmes de chute de cheveux et de fragilité des ongles.

Tout bilan biologique doit être analysé à la lumière de la clinique.

L'achat de compléments alimentaires en ligne ne permet pas l'accompagnement par le conseil pharmaceutique, indispensable pour l'information des patients sur ce type de problème.

Fiche 28

Dossier n° 2

Observation

Une femme âgée de 27 ans, sans antécédent médical ou chirurgical particulier, ne suivant aucun traitement médicamenteux de façon régulière, est adressée à un endocrinologue après la découverte fortuite d'une hyperprolactinémie, à 125 µg/L (valeurs de référence : femme pré-ménopausée < 25 µg/L ; homme et femme post-ménopausée < 15 µg/L). Cette hyperprolactinémie semble de surcroît fluctuante : contrôlée dans un autre laboratoire sur le lieu de vacances de la patiente, elle est alors trouvée presque diminuée de moitié (60 µg/L), puis, une fois la patiente rentrée, à nouveau élevée dans le laboratoire où elle effectue habituellement ses analyses.
La patiente est inquiète : elle a lu sur un site Internet qu'une hyperprolactinémie était associée à une tumeur sécrétant de la prolactine.
L'endocrinologue la rassure, lui explique la démarche d'exploration et demande dans un premier temps un examen complémentaire, dont l'intitulé inquiète tout autant la jeune femme : la recherche de formes « big-big prolactine ».
Cette analyse spécialisée permet de mettre en évidence une valeur de prolactinémie normale : 17 µg/L.

Commentaire

La découverte d'une hyperprolactinémie, associée ou non à un tableau clinique évocateur, typiquement un syndrome aménorrhée–galactorrhée, est fréquente dans la pratique clinique. Il existe de nombreuses causes d'hyperprolactinémie : physiologiques (grossesse et allaitement bien sûr, mais également situation de stress intense ou activité physique importante) ; pathologiques (prolactinomes, hyperprolactinémies de déconnexion et atteintes hypothalamiques, forme idiopathique, hypothyroïdie primaire sévère, insuffisance rénale, entre autres) ; iatrogènes (antipsychotiques/neuroleptiques, notamment phénothiazines, sulpiride et rispéridone ; antiémétiques, en particulier métoclopramide et dompéridone) ; artéfactuelles (macroprolactinémie).
L'exclusion d'une macroprolactinémie est la première étape dans le diagnostic de confirmation d'une hyperprolactinémie.
Il existe physiologiquement trois formes circulantes de prolactine : la forme monomérique (23 kDa), biologiquement active, représente

Tests dynamiques endocriniens

60 à 90 % de la prolactine totale circulante ; la forme homodimérique ou « big prolactine » est un complexe de taille intermédiaire (45 à 60 kDa) dont la bioactivité est incertaine, présente normalement entre 15 et 30 % ; la forme hétérodimérique ou « big-big prolactine » correspond à la macroprolactine : c'est un agglomérat protéique de poids moléculaire plus élevé (> 150 kDa), constitué de molécules de prolactine et d'auto-anticorps de type IgG, sans activité biologique. La macroprolactine n'excède pas 10 % de la prolactine totale circulante.

Les immunodosages de prolactine sont plus ou moins sensibles à la présence de macroprolactine, ce qui explique bien le soi-disant caractère fluctuant du dosage chez la patiente, qui a réalisé ses contrôles dans deux laboratoires différents, n'utilisant vraisemblablement pas la même technique.

La recherche de macroprolactine se fait par chromatographie de filtration sur gel, qui permet la séparation des différentes formes selon leur poids moléculaire, ou plus simplement par une étape préalable de précipitation au polyéthylène glycol, qui entraîne une précipitation de la macroprolactine, éliminée par centrifugation. Le diagnostic de macroprolactinémie est retenu si le pourcentage de récupération dans le surnageant est inférieur à 40 % de la valeur initiale, et exclu si la récupération est supérieure à 60 %. Une concentration normale de prolactine dans le surnageant est aussi banalement un critère diagnostique de macroprolactinémie « pure », ce qui est le cas pour la patiente.

La patiente s'inquiétait de présenter une tumeur sécrétant de la prolactine : l'adénome à prolactine, encore appelé prolactinome, représenterait jusqu'à 40 % des adénomes hypophysaires, mais ce n'est pas le cas pour elle, la voilà donc pleinement rassurée.

Conclusion

Ce dossier nous permet d'aborder un deuxième exemple de **discordance clinico-biologique**. Tout signe clinique évocateur d'hyperprolactinémie est en principe secondaire à une élévation de la forme monomérique de prolactine, la seule qui soit véritablement active sur le plan biologique. **La macroprolactinémie est donc considérée comme une forme artéfactuelle d'hyperprolactinémie, sans caractère pathologique, même si elle est parfois associée à un tableau clinique paucisymptomatique** (figure 28.1).

Il convient également de souligner la **difficulté d'interprétation** des valeurs de **prolactine circulante**, du fait d'une grande **variabilité** des intervalles de référence selon les méthodes de **dosage**.

Enfin, une **hyperprolactinémie** n'est **pas synonyme de prolactinome** : il existe de nombreuses causes d'élévation de la prolactine plasmatique.

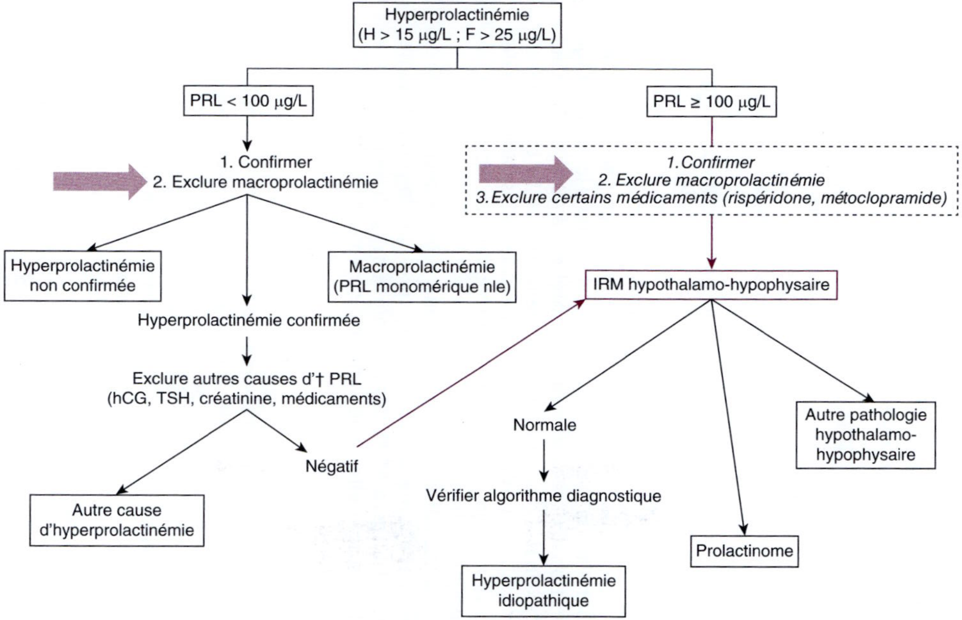

Figure 28.1 Place centrale de la recherche d'une macroprolactinémie dans la stratégie d'exploration d'une hyperprolactinémie.

Les seuils indiqués peuvent varier selon le type de dosage utilisé. F : femme ; H : homme ; hCG : *human chorionic gonadotropin* ; nle : normale ; PRL : prolactine ; TSH : *thyroid stimulating hormone*.

Source : Maiter D. Hyperprolactinémie en pratique courante. Ce n'est pas si souvent un prolactinome ! Louvain Med 2018 ; 137(3) : 131-40.

Dossier nº 3

Observation

Un homme âgé de 22 ans consulte dans le service d'endocrinologie d'un hôpital universitaire : il rapporte principalement une détérioration progressive, presque imperceptible, de sa qualité de vie depuis la fin de l'adolescence (fatigabilité, difficulté à pratiquer une activité sportive) et se trouve de plus en plus « rondouillard », selon sa propre expression, ce qui le gêne dans sa vie personnelle. Il n'éprouve aucune difficulté particulière dans sa vie sexuelle, mais manque de confiance en lui : il pense « qu'il ne plaît pas » et n'arrive pas à établir une relation durable.
À l'interrogatoire, il rapporte un accident de la circulation à l'âge de 16 ans : il est tombé de vélo en freinant brutalement pour éviter une voiture à un carrefour et sa tête a heurté le trottoir. Il a été hospitalisé pendant 2 semaines pour un traumatisme crânien qualifié alors de modéré. Il a bien récupéré, d'après lui sans séquelle, mais n'a pas fait les visites et examens de suivi qui avaient été prescrits, car ses parents et lui ont déménagé aussitôt après à 350 km et qu'il « n'en éprouvait pas le besoin ».
À l'examen, il présente un surpoids (IMC à 26,95 kg/m^2, correspondant à une taille de 1,71 m pour un poids de 78,8 kg), avec une distribution de la masse grasse nettement abdominale, confirmée à l'impédancemétrie segmentaire. Son père mesure 1,78 m et sa mère, 1,60 m.
Dans un premier temps, un bilan biologique sanguin est prescrit, dont les résultats sont les suivants :

Bilan	Résultats	Intervalles de référence
Sodium	138 mmol/L	135–145
Potassium	3,9 mmol/L	3,5–4,5
Calcium	2,32 mmol/L	2,20–2,60
TSH	2,6 µU/mL	0,5–5,7
Cortisol libre urinaire	44 µg/24h	20–50
ACTH	30 pg/mL	10–50
LH	5,2 UI/L	1,7–8,6
FSH	9,0 UI/L	1,5–12,4

Bilan	Résultats	Intervalles de référence
Testostérone	22 nmol/L	9–29
Prolactine	2,3 µg/L	< 15 (homme adulte)
GH	1,9 µg/L	< 6,7
IGF-1	78,5 µg/L	232–385

Compte tenu des résultats du bilan, un test d'hypoglycémie insulinique est prescrit, qui apporte les éléments suivants :

- glycémie basale : 0,89 g/L ;
- IGF-1 : 76 µg/L ;
- GH : 1,8 µg/L.

Débit initial de la perfusion d'insuline, compte tenu du poids du patient : 8 UI/h. Le débit est ensuite ajusté en fonction des résultats de la glycémie capillaire, réalisée à intervalles rapprochés.

Le seuil d'hypoglycémie (< 0,40 g/L) est obtenu à la 16e minute. La perfusion est arrêtée et les temps suivants réalisés :

Temps	Glucose (g/L)	GH (µg/L)
0 min	0,38	1,7
15 min	0,45	1,8
30 min	0,52	1,7
45 min	0,50	1,6
60 min	0,60	1,7
90 min	0,80	1,7
120 min	0,85	1,8

L'endocrinologue s'oriente vers un déficit isolé de l'axe somatotrope. L'IRM hypophysaire demandée en parallèle est normale.

Commentaire

La survenue de déficits antéhypophysaires dans la suite d'un traumatisme crânien qualifié de faible ou modéré est largement sous-estimée, et il n'y a pas de relation entre l'installation d'un déficit et la gravité du traumatisme initial. La dysfonction hypophysaire qui s'ensuit est le plus souvent partielle, mais elle peut aussi être totale. Cette installation est souvent progressive et évolue spontanément vers la récupération. Elle peut mettre en fait plusieurs mois ou plusieurs années à apparaître, avec un tableau clinique paucisymptomatique. Il faut donc être attentif à des plaintes souvent peu spécifiques des patients, comme c'est le cas pour notre jeune homme de 22 ans, qui rapporte globalement des problèmes

de qualité de vie, s'inscrivant malgré tout assez bien dans la clinique d'un déficit de l'axe somatotrope chez l'adulte.

La mise en relation du traumatisme crânien subi dans l'adolescence et la suspicion d'un déficit somatotrope n'est pas nécessairement immédiate, surtout à distance et lorsque des examens prescrits n'ont pas été réalisés dans la suite de l'accident. Par ailleurs, le déficit statural n'est pas très important et ne semble pas perturber notre patient : ce n'est pas une plainte de sa part. Devant ce type de situation, l'endocrinologue sait bien que l'on retrouve fréquemment une atteinte somatotrope, isolée ou non. En particulier, la fatigabilité peut être liée à un déficit somatotrope et/ou corticotrope.

Dans un premier temps, il prescrit un bilan biologique sanguin de base pour clarifier la situation et trouver des pistes. Les fonctions thyréotrope (TSH), corticotrope (cortisol libre urinaire de 24 h, examen de première intention et ACTH), gonadotrope (LH, FSH, testostérone) et la prolactine sont *a priori* normales. L'endocrinologue n'a d'ailleurs aucun élément clinique évident qui lui permettrait de suspecter un dysfonctionnement de ces axes. Concernant la fonction gonadotrope, le patient se déclare au contraire satisfait de sa vie sexuelle.

La valeur très abaissée d'IGF-1, inférieure à 84 µg/L, oriente par contre vers un déficit marqué de l'axe somatotrope. Il est important de souligner qu'un dosage ponctuel de GH apporte peu de chose à la démarche : comme nous le savons, la sécrétion de GH est par essence pulsatile, et l'observation d'une concentration ponctuellement abaissée ne permet pas d'exclure une réponse normale aux différents tests de stimulation.

Le test de stimulation choisi est l'**hypoglycémie insulinique**, qui est le **test de référence**.

Il s'est déroulé de façon linéaire et sans problème particulier, avec l'obtention du seuil d'hypoglycémie (< 0,40 g/L) prescrit dans les recommandations, condition indispensable à une interprétation univoque.

Les résultats sont sans ambiguïté : aucune réponse à la stimulation par l'hypoglycémie et mise en évidence d'un profond déficit somatotrope, toutes les valeurs étant très inférieures à 2,5 µg/L.

La mise en place d'une supplémentation par GH doit être discutée, dans un but d'amélioration de la qualité de vie et de la composition corporelle du patient. Un bénéfice statural n'est pas ici l'objectif.

Il serait également intéressant de prescrire une ostéodensitométrie pour évaluation de la densité minérale osseuse. Le traitement substitutif permet aux jeunes adultes d'atteindre le pic de masse osseuse, qui advient pendant la troisième décennie, et d'éviter ainsi une ostéoporose/ostéopénie de façon prématurée, avec augmentation significative du risque de fracture.

Dans la mesure où il s'agit d'un déficit objectivé chez un jeune adulte, en relation avec un épisode traumatique survenu dans l'adolescence, les examens réalisés devraient suffire pour l'instauration du traitement. Si un second test de stimulation devait être prescrit, il s'agirait alors selon toute vraisemblance du test au glucagon–propranolol.

Conclusion

La recherche d'un **déficit antéhypophysaire** faisant suite à une **étiologie traumatique** représente souvent un **défi diagnostique**, et sa physiopathologie est encore largement discutée. Il faut écouter le patient et considérer des plaintes cliniques discrètes, même à distance de l'épisode traumatique. De son côté, le patient doit s'astreindre à un suivi régulier. **En cas de suspicion de déficit somatotrope, des tests de stimulation doivent être réalisés en milieu spécialisé.** Enfin, instaurer un traitement substitutif par GH dans ce contexte, c'est rechercher bien d'autres bénéfices qu'un objectif statural.

Dossier nº 4

Observation

Une patiente de 31 ans consulte une endocrinologue hospitalière pour une prise de poids de 14 kg, qui s'est développée sur une période de presque 2 ans, alors qu'il lui semble avoir une bonne hygiène alimentaire et qu'elle essaie de maintenir une activité physique régulière en dépit d'une fatigue lancinante, gênante jusque dans ses activités quotidiennes. Monter un escalier d'une dizaine de marches est devenu une véritable épreuve. Elle se trouve de plus en plus maladroite et se cogne partout : elle est souvent couverte de bleus, sans relation avec l'importance des chocs. Elle exprime enfin des difficultés relationnelles dans sa vie de couple, qu'elle explique par une irritabilité croissante à l'égard de son conjoint : « Je ne le supporte plus. ». Celui-ci lui reproche notamment ses nombreuses visites chez l'esthéticienne, trois séances d'épilation par mois pour un entretien : « Ce n'est pas excessif, il exagère… »
À l'examen clinique, l'endocrinologue constate le caractère abdominal de l'obésité et observe la finesse de la peau, ainsi que la présence de boutons à type d'acné dans le dos et un peu sur le visage. Elle remarque aussi la présence de quelques vergetures pourpres sur le ventre.
« Avez-vous toujours eu un visage un peu arrondi ? », demande-t-elle. « Euh… non, enfin je ne crois pas, personne ne me l'avait encore jamais dit », se renfrogne la patiente. L'endocrinologue sourit, sa conviction clinique est quasiment faite.
Le **premier examen biologique** demandé est le dosage du **cortisol libre urinaire de 24 h** : 250,3 µg/24 h (intervalle de référence chez la femme : 10–50).
Un dosage de cortisol salivaire à minuit est alors réalisé, après recueil d'environ 0,5 mL de salive, par technique LC-MS/MS (chromatographie en phase liquide couplée à la spectrométrie de masse en tandem) : 16,8 µg/L (valeur de référence : < 1).
Par ailleurs, la valeur de l'**ACTH plasmatique** est < 5 pg/mL (intervalle de référence : 10–50).
Ces résultats confortent la conviction clinique de la spécialiste et orientent vers un hypercortisolisme ACTH-indépendant, soit une étiologie surrénalienne. L'imagerie conventionnelle trouve une lésion surrénalienne droite de 24 × 30 mm, compatible avec un adénome

corticosurrénalien. Une approche chirurgicale est décidée : une surrénalectomie par cœlioscopie est réalisée. L'examen anatomopathologique confirme la présence d'un adénome corticosurrénalien, présentant les caractéristiques de la bénignité.

Commentaire

La patiente présente des **symptômes cliniques évoquant une hypersécrétion de cortisol** : prise de poids avec répartition abdominale de la masse grasse, fatigabilité importante, visage arrondi, fragilité cutanée et sous-cutanée avec apparition d'ecchymoses au moindre choc et de vergetures pourpres sur le ventre, augmentation de la pilosité, comme en témoignent ces fameuses séances d'épilation rapprochées, et enfin troubles de l'humeur avec une irritabilité avérée, y compris envers l'endocrinologue…

La démarche d'exploration biologique suit les recommandations : **prescription d'un test de première intention** – le dosage du cortisol libre urinaire de 24 h, qui se révèle élevé –, suivi de la **réalisation d'un second test de première intention** – le dosage du cortisol salivaire à minuit, élevé lui aussi. Il y a donc un **hypercortisolisme** avec **rupture du rythme nycthéméral du cortisol**.

Le dosage du **cortisol salivaire**, bien que recommandé au niveau international, n'est pas coté à la nomenclature des actes de biologie médicale (NABM) et n'est donc pas remboursé. C'est dommage, car il simplifie et améliore le diagnostic du syndrome de Cushing. Le cortisol salivaire correspond en effet à la fraction libre du cortisol : il n'est donc pas influencé par les variations liées aux protéines porteuses. Par ailleurs, il garde une excellente valeur diagnostique chez les patientes sous contraception estroprogestative. Ses **valeurs de référence** sont par contre très **dépendantes de la technique utilisée** : la LC-MS/MS est la méthode à privilégier, mais elle est complexe à mettre en œuvre et coûteuse ; elle n'est donc pas disponible dans tous les laboratoires (figure 30.1).

Les intervalles de référence du cortisol salivaire par LC-MS/MS sont les suivants[1] :

- 7 h–9 h : 1–7,5 µg/L ;
- 15 h–17 h : < 4,01 µg/L ;
- 23 h–24 h : < 1 µg/L.

Le **diagnostic étiologique** du **syndrome de Cushing** repose alors dans un premier temps sur le **dosage de l'ACTH plasmatique**, qui est ici effondré. Il s'agit donc d'un syndrome de Cushing ACTH-indépendant, où l'hypersécrétion surrénalienne autonome de cortisol exerce un rétrocontrôle négatif sur la production hypophysaire d'ACTH. L'imagerie

1 Source : *Mayo Clinic Laboratories* (https://www.mayocliniclabs.com/api/sitecore/TestCatalog/DownloadTestCatalog?testId=84225)

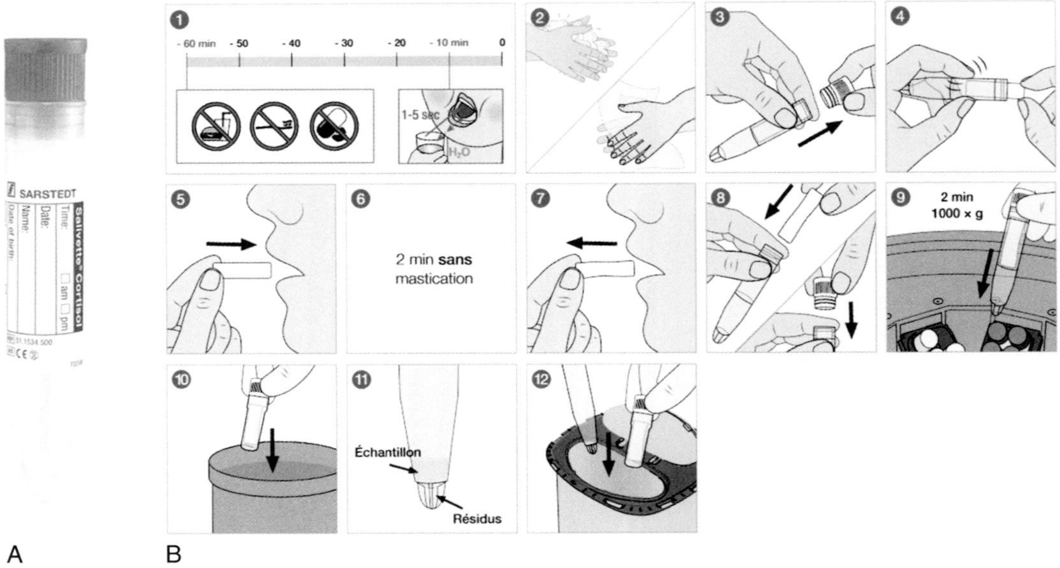

Figure 30.1 Recueil de salive avec le dispositif Salivette® Cortisol Sarstedt Inc.
Un tampon indéformable et biocompatible en fibres synthétiques permet un recueil hygiénique de la salive et une récupération quasi totale du liquide salivaire dans lequel sera réalisé le dosage.
Source : Sarstedt – Salivette® (https://www.sarstedt.com/fileadmin/user_upload/99_Broschueren/NEU/156/30_156_0300_301_salivette_1221.pdf)

conventionnelle, réalisée par tomodensitométrie (TDM) ou imagerie par résonance magnétique (IRM), trouve un microadénome cortico-surrénalien droit, qui se révèle bénin.

Conclusion

Ce cas illustre la démarche diagnostique linéaire d'un syndrome de Cushing ACTH-indépendant, en relation avec un microadénome surrénalien unilatéral bénin, évoluant favorablement. Les symptômes que présentait la patiente ont totalement régressé et l'axe corticotrope a retrouvé un fonctionnement physiologique.

Dossier nº 5

Observation

Une femme âgée de 55 ans, présentant un diabète de type 2 modéré et bien équilibré, se présente au service des urgences d'un hôpital universitaire pour une douleur latérale gauche lancinante, survenue subitement. Un scanner met en évidence une lithiase rénale et identifie **incidemment** une formation nodulaire surrénalienne, hypodense, mesurant 25 × 20 mm, présentant tous les caractères de la bénignité.
La patiente n'a aucun signe clinique d'hypercortisolisme ou d'hyperandrogénie. Elle est normotendue. Il est décidé de la garder en observation pour explorations complémentaires, en parallèle de la prise en charge de sa lithiase rénale, par lithotritie.
Sur le plan biologique, la kaliémie, le rapport aldostérone/rénine plasmatique et les métanéphrines libres plasmatiques sont normaux. L'ACTH est abaissée : 5 pg/mL (intervalle de référence : 10–50).
Un test de freinage minute à la dexaméthasone est réalisé. Après prise orale de 1 mg de dexaméthasone à 23 h, la cortisolémie à 8 h, le lendemain matin, est dosée à 2,5 µg/dL. Le médecin de garde rassure la patiente, évoque la possibilité d'un syndrome de Cushing **« subclinique »**, et l'informe, en signant les documents de sortie, qu'elle sera vraisemblablement recontactée par ses collègues du service d'endocrinologie pour réaliser d'autres examens « qui la rassureront totalement ».

Commentaire

On parle d'**incidentalome surrénalien** lors de la découverte fortuite d'une masse surrénalienne par des examens radiologiques, réalisés dans un tout autre contexte que la recherche d'une pathologie des surrénales. L'amélioration de la sensibilité des techniques d'imagerie rend cette situation de plus en plus fréquente, notamment après 50 ans. Dans environ 75 % des cas, il s'agit d'un adénome bénin non sécrétant.
Toutefois, il convient malgré tout de poser la question d'une lésion bénigne ou maligne, sécrétante ou non.
La taille de la masse surrénalienne est directement proportionnelle au risque de malignité : ici, elle est inférieure à 40 mm et donc *a priori*

bénigne. Il existe bien sûr d'autres critères radiologiques orientant vers la bénignité : la forme (ronde, bien délimitée), la texture (homogène, sans nécrose ou calcifications), la densité spontanée (reflétant le contenu en lipides, < 10 UH). Le scanner est un excellent examen de caractérisation d'une masse surrénalienne.

Concernant le caractère fonctionnel, l'observation de la normalité de la kaliémie, mais d'abord et surtout du rapport aldostérone/rénine plasmatique permet d'éliminer un hyperaldostéronisme primaire ; la normalité des métanéphrines libres plasmatiques, associée à une forte conviction de bénignité à l'imagerie, un phéochromocytome, même si l'on préfère le dosage des métanéphrines et normétanéphrines urinaires de 24 h dans les autres cas. Les métanéphrines et les normétanéphrines sont les dérivés méthoxylés des catécholamines.

Pour dépister dans ce contexte une sécrétion autonome de cortisol, le test recommandé sur le plan international est le freinage minute par la dexaméthasone. Lorsque la cortisolémie du lendemain matin est inférieure à 1,8 µg/dL, on considère qu'il n'y a pas de sécrétion autonome ; au-delà de 5 µg/dL, elle est confirmée ; entre les deux, cela reste une possibilité. Dans le cas de notre patiente, l'ACTH abaissée fait tendre vers cette possibilité.

Le médecin de garde est globalement pertinent dans sa démarche, mais pas tout à fait à jour sur le plan sémantique ; en effet, on ne parle plus désormais de **« syndrome de Cushing subclinique »**, mais de **« sécrétion autonome légère de cortisol » (*mild autonomous cortisol secretion* ou MACS)**. Cette sécrétion autonome légère sera réévaluée chez la patiente : il est vraisemblable que l'on répétera le test de freinage minute à la dexaméthasone, en lui associant d'autres examens que nous connaissons bien, comme la cortisolurie libre de 24 h, ou la cortisolémie salivaire à minuit.

La patiente ne présente aucun signe clinique en relation avec cet hypercortisolisme modéré et il est difficile de dire si le diabète de type 2 dont elle est affectée est en relation avec cette sécrétion. Il faut bien comprendre que la sécrétion autonome de cortisol par une masse surrénalienne s'inscrit dans un continuum (figure 31.1).

Compte tenu du caractère modéré de la sécrétion autonome de cortisol et de l'absence de comorbidités ou de leur contrôle satisfaisant, il sera sans doute proposé à la patiente un suivi régulier plutôt qu'une intervention chirurgicale.

Conclusion

La fréquence de l'incidentalome surrénalien est actuellement en augmentation, particulièrement après 50 ans. Avant tout geste vulnérant (chirurgie, ponction-biopsie), il faut éliminer l'éventualité d'un phéochromocytome, dont l'expression clinique peut être

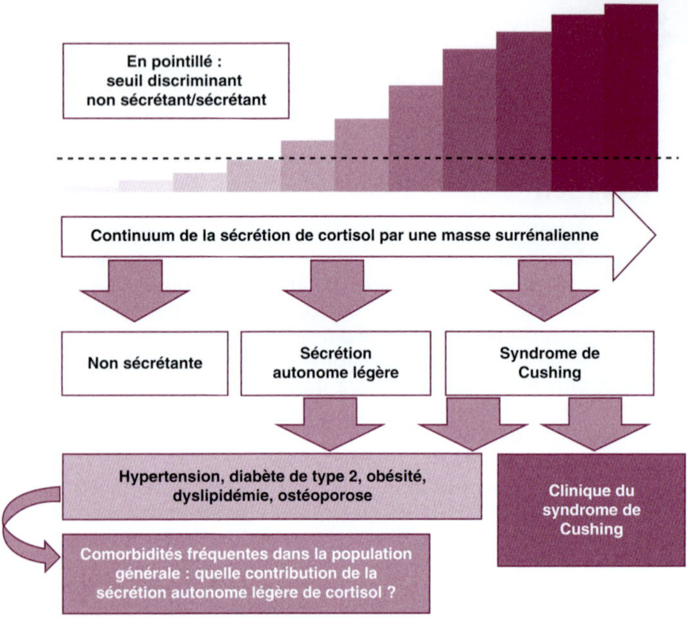

Figure 31.1 Sécrétion autonome de cortisol, considérée comme un continuum, par une masse surrénalienne.
Source : figure modifiée d'après Delivanis DA, et al. Modern management of mild autonomous cortisol secretion. Clin Pharmacol Ther *2019 ; 106(6) : 1209-21.*

muette, pauvre et/ou intermittente. On évitera ainsi un épisode hypertensif majeur.
Dans ce contexte, l'évaluation de l'axe corticotrope par le freinage minute à la dexaméthasone est le test de dépistage recommandé.

Fiche
32

Dossier n° 6

Observation

Un homme âgé de 28 ans souffre depuis quelques mois d'un psoriasis en plaques au niveau des coudes, des genoux et du dos. Au départ discrètes, les plaques se sont un peu étendues, les poussées se sont faites plus nombreuses, chez ce consultant dans une banque d'affaires, profondément stressé par un environnement professionnel très compétitif. Les répercussions sociales sont devenues parallèlement plus importantes : notre patient a par exemple renoncé à mettre des vêtements à manches courtes en plein été, de peur de « dégoûter ses collaborateurs et ses clients ». Il craint que des plaques n'apparaissent au niveau du visage et du cuir chevelu, peur qui devient presque phobique. Le dermatologue vu en consultation a évalué à environ 15 % la surface corporelle atteinte et a proposé un traitement topique par Enstilar®, sous forme de mousse cutanée : béthamétasone dipropionate 0,5 mg, calcipotriol monohydrate 50 µg/g de mousse. Le calcipotriol est un dérivé de synthèse du calcitriol.

Dans un premier temps, le traitement est prescrit pour 1 mois, à renouveler une fois, à raison d'une application par jour sur l'ensemble des lésions ; le mode d'application et la quantité de mousse à appliquer sont bien expliqués au patient, ainsi que certaines précautions, comme le lavage systématique des mains après l'application, afin d'éviter une absorption trop importante. Le dermatologue insiste beaucoup sur le fait qu'un flacon doseur doit durer environ 1 semaine, au minimum 4 à 5 jours, compte tenu de la posologie prescrite.

Dès la phase d'initiation du traitement, le patient a du mal à évaluer la quantité de mousse à appliquer, il a toujours l'impression de ne pas en mettre assez, alors il l'applique très généreusement, de sorte qu'il est contraint de demander un renouvellement anticipé de l'ordonnance : le pharmacien est intrigué, le questionne sur sa façon de procéder, ce qui agace le patient, d'autant plus qu'il est très satisfait des premiers résultats. L'ordonnance est malgré tout renouvelée.

À la visite de contrôle, le dermatologue est lui aussi satisfait : il prolonge de 2 mois le traitement, avec une fréquence d'applications réduite.

Tests dynamiques endocriniens

Dans les faits, le patient conserve *motu proprio* la posologie initiale et se retrouve à nouveau confronté à un manque de flacons : cette fois, le pharmacien refuse le renouvellement anticipé de l'ordonnance et téléphone au dermatologue, qui convoque le patient. Le dermatologue découvre, un peu effaré, que la quantité de mousse appliquée quotidiennement, pourtant difficile à évaluer de façon précise, dépasse de toute évidence très largement les posologies prescrites et que le comportement du patient à cet égard est totalement hors de contrôle. Interrogé sur son état général, celui-ci signale une fatigue inexpliquée apparue depuis peu, qu'il met sur le compte d'un surmenage professionnel.
Il est décidé de procéder à une évaluation de l'axe corticotrope.
Le bilan biologique sanguin, réalisé un matin à 8 h, donne les résultats suivants :

- cortisol : 55 µg/L (intervalle de référence : 100–250) ;
- ACTH : 8 pg/mL (intervalle de référence : 10–50).

Devant ces résultats, un test au Synacthène® (acétate de tétracosactide) classique, à 250 µg, est prescrit et réalisé un matin suivant, à 8 h :

- cortisol basal, avant injection : 60 µg/L ;
- ACTH basale, avant injection : 10 pg/mL ;
- cortisol 60 minutes après l'injection : 122 µg/L.

Ce bilan est compatible avec une insuffisance corticotrope en relation avec l'application excessive du corticoïde topique.

Commentaire

Une insuffisance surrénalienne secondaire peut se produire chez les patients sous corticothérapie, quelle que soit la voie d'administration, incluant de fortes doses de corticoïdes inhalés, injectés dans les articulations ou appliqués sur la peau. C'est cette dernière situation qui concerne notre patient. Ce n'est pas le cas le plus fréquent.
Profondément déstabilisé par son psoriasis, désirant s'en débarrasser le plus vite possible, conforté par les premiers résultats encourageants du traitement, le patient, *a priori* intelligent et sensé, entre dans une spirale de l'excès qu'il ne contrôle bientôt plus du tout. Il n'a pas respecté les consignes du dermatologue, ni le schéma thérapeutique prescrit, qu'il a modifié de lui-même à la hausse, très imprudemment.
Le comportement du patient n'était pas spontanément prévisible.
Devant le constat de cette application massive et désordonnée d'Enstilar®, le dermatologue fait le point sur de potentiels effets secondaires, et il est logiquement alerté par cette fatigue d'apparition récente, seul point clinique d'appui pour suspecter une insuffisance surrénalienne, dans un contexte général qui lui est certes favorable.

Sur le plan biologique, la cortisolémie du matin est comprise entre 50 et 180 µg/L, ce qui nécessite dans un second temps la réalisation d'une épreuve dynamique, en l'occurrence le test au Synacthène® classique : il explore la réserve sécrétoire de la corticosurrénale, en réponse à l'injection d'un analogue de synthèse de l'ACTH, le tétracosactide.
C'est le protocole simple du test qui est utilisé : dosage de la cortisolémie 1 h après injection intraveineuse d'une ampoule de Synacthène® 250 µg. La valeur obtenue pour la cortisolémie est inférieure à 180 µg/L, associée à une valeur d'ACTH à la borne inférieure de son intervalle de référence. Ce tableau biologique confirme l'insuffisance corticotrope.
Dans environ 10 % des cas, le test au Synacthène® est parfois faussement normal, surtout si l'insuffisance corticotrope est d'installation récente. Lorsque la conviction clinique est forte, on complète alors l'exploration par un deuxième test dynamique, une hypoglycémie insulinique ou un test à la Métopirone® (métyrapone).
Au final, on propose au patient une autre approche thérapeutique pour soigner son psoriasis et un traitement substitutif par hydrocortisone, jusqu'au réveil de l'axe corticotrope.

Conclusion

Au cours d'une corticothérapie prolongée, on observe toujours un freinage de l'axe hypothalamo-hypophyso-surrénalien. La suppression de l'axe dépend de la durée et de la dose du traitement, ainsi que de la demi-vie et de la puissance relative du corticoïde prescrit. La béthamétasone tout comme la dexaméthasone sont des molécules à demi-vie longue, avec une puissance relative parmi les plus élevées. Il faut ajouter à ces propriétés pharmacologiques une susceptibilité individuelle variable.
La surveillance endocrinienne est donc essentielle durant une corticothérapie prolongée, et à l'arrêt de celle-ci.

Dossier n° 7

Observation

Une jeune femme de 24 ans est adressée à un centre de référence pour le diagnostic étiologique d'un hypercortisolisme ACTH-dépendant. La démarche diagnostique a été jusqu'à ce stade linéaire, à partir de la constatation de signes cliniques évocateurs : prise de poids de 20 kg en 2 ans, distribution facio-tronculaire de la masse grasse, amincissement de la peau avec ecchymoses se développant facilement, ostéoporose précoce et troubles des règles. Les dosages élevés du cortisol libre urinaire de 24 h (225,7 µg/24 h), du cortisol salivaire à minuit (11,8 µg/L) et de l'ACTH (65 pg/mL) ont conduit à ce stade de l'exploration. Le cas est classique et la conviction clinico-biologique plus en faveur d'une étiologie hypophysaire (maladie de Cushing) que d'une sécrétion ectopique d'ACTH, en particulier parce que la valeur d'ACTH n'excède pas 90 pg/mL. Au-delà de ce seuil, on s'orienterait plutôt vers une sécrétion ectopique. Toutefois, l'imagerie hypophysaire par IRM ne permet pas de mettre en évidence de façon univoque un adénome corticotrope, qui est l'hypothèse privilégiée *a priori*. Il est donc décidé, après information et consentement de la patiente, de procéder à un cathétérisme bilatéral des sinus pétreux inférieurs, examen mixte de radiologie interventionnelle et de biologie.

Des prélèvements sont effectués au niveau des sinus pétreux inférieurs droit et gauche, pour doser l'ACTH avant et après stimulation par administration intraveineuse lente de desmopressine (10 µg). En parallèle, on effectue des prélèvements veineux périphériques, au pli de l'aine (figure 33.1).

Les résultats sont les suivants :

ACTH (pg/mL)	0 min	3 min	5 min	10 min	15 min
Prélèvement veineux périphérique	56	210	234	265	235
Sinus pétreux inférieur droit (gradient C/P)	55 (1,0)	283 (1,3)	285 (1,2)	277 (1,0)	269 (1,1)
Sinus pétreux inférieur gauche (gradient C/P)	434 (6,3)	4220 (20,0)	3262 (13,9)	2874 (10,8)	2420 (10,3)

C/P : centropériphérique. Administration IV de desmopressine sitôt le temps 0 réalisé.

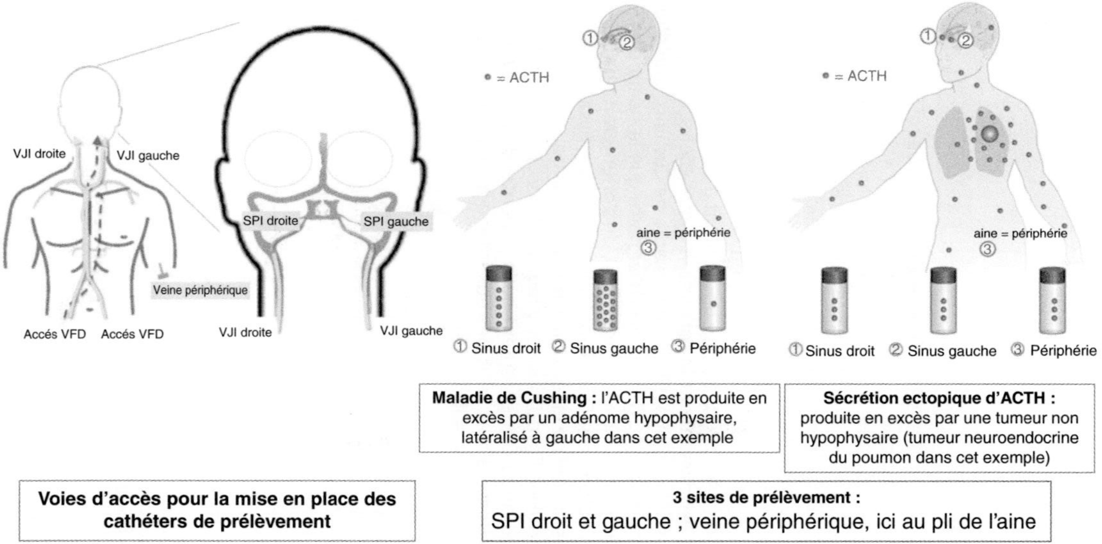

Figure 33.1 Cathétérisme bilatéral des sinus pétreux inférieurs.
Mise en place des cathéters et échantillonnage biologique en vue du dosage de l'ACTH. SPI : sinus pétreux inférieur ; VFD et VFG : veines fémorales droite et gauche ; VJI : veine jugulaire interne.
Source : figure réalisée à partir de Acko-Ohui E, et al. Comment je fais un prélèvement veineux par cathétérisme des sinus pétreux inférieurs ? Journal d'imagerie diagnostique et interventionnelle *2022 ; 5(2) : 75-80 et* Cushing Infos *(https://www.sfendocrino.org/cushing-infos/examen-catheterisme.php).*

Un rapport centropériphérique d'ACTH > 2 à l'état basal et/ou > 3 après stimulation par la desmopressine est en faveur d'une maladie de Cushing, en relation avec un microadénome hypophysaire, latéralisé à gauche dans ce cas.

Commentaire

Le cathétérisme bilatéral des sinus pétreux inférieurs avec prélèvements étagés est une technique de radiologie interventionnelle qui permet de mettre en évidence un gradient de concentration hormonale entre le système de drainage de l'hypophyse et une veine périphérique, c'est-à-dire un gradient centropériphérique. Cette exploration a été introduite dès 1977 pour étudier le caractère sécrétant et permettre une meilleure localisation des microadénomes hypophysaires.

Dans la démarche d'exploration des hypercortisolismes, c'est un examen de dernier recours, prescrit lorsque les techniques d'imagerie ne sont pas assez contributives pour affirmer l'origine hypophysaire d'une maladie de Cushing. La sensibilité a été améliorée en introduisant une stimulation de l'hypophyse par administration intraveineuse de CRH ou de desmopressine ; celle-ci est actuellement privilégiée, compte tenu des difficultés d'approvisionnement en CRH.

La question de la latéralisation du microadénome du côté de la sécrétion prédominante est très controversée : la sensibilité de l'examen dans la localisation, droite ou gauche, de la tumeur n'excède pas 50 % dans certaines études.

Dans le cas de notre patiente, le gradient centropériphérique d'ACTH ne dépasse pas 1,3 à droite, tout au long de l'examen, alors qu'il est d'emblée à 6,3 en valeur basale du côté gauche, puis compris globalement entre 10 et 20 après stimulation par la desmopressine. Ces résultats sans ambiguïté sont donc malgré tout très en faveur d'une latéralisation à gauche.

La procédure s'est déroulée sans difficulté. Compte tenu de ses particularités, dont trois sites de prélèvement simultanés, il est important que les biologistes soient prévenus pour convenir des modalités de numérotation et d'acheminement des tubes au laboratoire.

C'est une approche d'imagerie hybride, innovante et performante, l'IRM-TEP à la ^{11}C-méthionine, qui permet au final de localiser à gauche le microadénome corticotrope, avec une sensibilité proche de 100 % et une spécificité à 95 %.

La patiente a bénéficié d'une résection totale de ce microadénome par voie transsphénoïdale, en passant par la narine gauche, et son évolution a été favorable. Dès le lendemain de l'opération, les dosages sanguins de cortisol et d'ACTH à 8 h se sont normalisés. Aucune récidive n'a été observée par la suite.

Conclusion

Le cathétérisme bilatéral des sinus pétreux inférieurs a pour but d'affirmer le diagnostic de maladie de Cushing par (micro)adénome hypophysaire chez des patients n'ayant pas de lésion formellement identifiée à l'IRM. C'est un examen très performant, dont la pratique tend à se raréfier et qui nécessite néanmoins un geste précis, une technique rigoureuse et une collaboration pluridisciplinaire.

Dossier n° 8

Observation

Un patient âgé de 42 ans est traité depuis environ une vingtaine d'années par des sels de lithium pour des troubles bipolaires. Il est actuellement sous Téralithe® LP (carbonate de lithium) 400 mg à raison de deux comprimés en une prise unique le soir à 20 h. Il est hospitalisé en urgence à la demande de ses proches pour un épisode de décompensation, accompagné d'une polyurie inhabituelle. C'est l'été, avec une période de très forte chaleur.

Un bilan biologique est réalisé dont les éléments les plus significatifs sont les suivants : hypernatrémie à 155 mmol/L (intervalle de référence : 135–145), hyperosmolalité plasmatique à 330 mOsm/kg (intervalle de référence : 275–290) et osmolalité urinaire à 180 mOsm/kg, témoignant d'une dilution de l'urine (l'osmolalité urinaire est très variable selon les apports hydriques et l'existence d'une pathologie sous-jacente ; elle peut s'adapter de 50 à 1200 mOsm/kg ; une valeur inférieure à 250 mOsm/kg traduit une hypotonie urinaire). La diurèse de 24 h est estimée à environ 7000 mL.

L'urgentiste est confronté à une double préoccupation, stabiliser l'état psychiatrique du patient et confirmer son intuition : le tableau clinico-biologique lui évoque un diabète insipide néphrogénique, complication chronique qui advient chez 40 à 50 % des personnes traitées par sels de lithium. Il faudrait programmer dans les jours suivants un test de restriction hydrique, que l'état encore instable du patient rend improbable. De toute façon, l'hypernatrémie contre-indique pour le moment la réalisation du test.

L'endocrinologue d'astreinte lui propose alors une autre approche : faire un simple dosage de copeptine basale. Il a lu récemment dans la *Revue médicale suisse* qu'une équipe de l'université de Basel utilisait ce dosage pour simplifier le diagnostic étiologique des diabètes insipides.

La copeptine basale est ainsi dosée et trouvée à 312 pmol/L (intervalle de référence : 1–13,8 pmol/L), ce qui permet d'affirmer, selon l'endocrinologue, la réalité d'un diabète insipide néphrogénique chez le patient.

Le traitement symptomatique mis en place (perfusion intraveineuse d'un sérum glucosé à 2,5 %, avec un apport en sodium limité

à 1 mmol/kg/24 h) entraîne la normalisation du bilan hydroélectrolytique en 4 jours.

Commentaire

Les manifestations rénales des sels de lithium sont connues depuis le XIXe siècle. La polyurie susceptible d'accompagner leur administration a été décrite à cette époque. Le diabète insipide néphrogénique est la complication rénale la plus connue : elle survient dans un délai variable, pouvant aller de quelques semaines à quelques années, sur un terrain de prise chronique.
La physiopathologie est assez bien établie. Le lithium entre dans la cellule principale du tube collecteur par le canal sodique, situé sur le pôle apical de la cellule. Une fois entré, il est bloqué à l'intérieur, sans possibilité de sortir au niveau du pôle basal. Il s'accumule donc progressivement et inhibe une protéine kinase, GSK3β, ce qui entraîne une diminution de l'expression de l'aquaporine 2 au niveau du pôle apical et une résistance à la réabsorption de l'eau. La cellule devient donc globalement résistante à l'action de l'hormone antidiurétique. Cette situation se traduit par une perte du pouvoir de concentration des urines, une polyurie et une hypernatrémie, qui a pu être majorée chez notre patient par cet épisode de forte chaleur, avec un apport en eau insuffisant.
L'exploration de référence pour le diagnostic positif et étiologique d'un diabète insipide est le test de restriction hydrique, poursuivi par le test au Minirin® (desmopressine). En cas de diabète insipide néphrogénique, on n'observe pas de diminution de la diurèse, l'hyperosmolalité plasmatique et l'hypotonie urinaire persistent ; ces anomalies ne sont pas corrigées par l'administration de desmopressine, analogue de synthèse de l'hormone antidiurétique. C'est un protocole lourd à mettre en œuvre, qui paraît peu adapté à l'instabilité du patient, dont on craint sans doute un manque de compliance.
La proposition de réaliser un dosage de copeptine basale est ici très intéressante : dans un contexte clinique évocateur et sans avoir besoin d'imposer une restriction hydrique, l'observation d'une valeur supérieure à 21,4 pmol/L permet d'affirmer l'existence d'un diabète insipide néphrogénique, avec une sensibilité et une spécificité de 100 %. C'est au fond la situation la plus simple et la plus gratifiante, de tous les algorithmes intégrant la copeptine, basale ou stimulée, avec ou sans restriction hydrique, dans l'exploration des syndromes polyuro-polydipsiques.
L'arrêt du lithium devrait être envisagé, mais cela n'est pas possible pour notre patient, en raison d'un terrain d'idéation suicidaire. Un traitement par amiloride, à la posologie de 10 mg/jour pendant 6 semaines, est instauré parallèlement à la poursuite de Téralithe® LP 400 mg. L'amiloride bloque le canal sodique et empêche ainsi le

lithium d'entrer dans la cellule principale du tube collecteur : on diminue de cette façon l'inhibition de GSK3β. Une surveillance de la kaliémie et de la fonction rénale est mise en place.
Le diabète insipide néphrogénique peut persister plusieurs semaines, du fait de l'accumulation du lithium, puis disparaître, mais être aussi parfois irréversible, en dépit de l'arrêt du lithium et/ou de la mise en place d'un traitement protecteur. Notre patient s'est progressivement rétabli en 3 mois. La surveillance de la fonction rénale a été maintenue de façon régulière.

Conclusion

Le lithium est un traitement efficace des troubles bipolaires, prescrit depuis de nombreuses années. Il faut connaître ses complications rénales, au premier rang desquelles le diabète insipide néphrogénique.
La stratégie d'exploration des diabètes insipides pourrait être simplifiée et améliorée en intégrant le dosage de la copeptine plasmatique.

Fiche 35

Dossier nº 9

Observation

Une femme de 38 ans, sans autre facteur de risque, primigeste, actuellement à son 6e mois de grossesse, s'apprête à réaliser un dépistage du diabète gestationnel par une épreuve d'hyperglycémie provoquée par voie orale (HGPO), à 75 g de glucose, en 2 heures. Elle aborde cet examen non sans appréhension, car son laboratoire trouve régulièrement « des traces de sucre » dans ses urines et que la glycémie à jeun réalisée au 1er trimestre était « un peu limite » : 0,90 g/L. Pour elle, c'est certain : elle a la conviction qu'elle va développer un diabète. Elle ne fume pas, ne boit jamais d'alcool. Elle se présente un matin à son laboratoire, à jeun depuis 12 h.
L'épreuve se déroule bien, en dépit de quelques difficultés à boire en 5 minutes la préparation glucosée, qu'elle trouve plutôt écœurante.
Les résultats sont les suivants :

- glycémie à jeun : 0,82 g/L ;
- glycémie 1 h après l'ingestion : 1,48 g/L ;
- glycémie 2 h après l'ingestion : 1,04 g/L.

Sa gynécologue lui communique les résultats dans l'après-midi et la rassure : elle n'a pas de diabète gestationnel !

Commentaire

La recherche d'une glycosurie est systématique à chaque visite de suivi d'une femme enceinte. Toutefois, l'abaissement du seuil rénal du glucose au cours de la grossesse fait que cet examen ne reflète pas de façon fiable le niveau de glycémie. La jeune femme ne devrait donc pas s'inquiéter, surtout si cette recherche relève seulement des « traces » de glucose dans l'urine : on reste dans le domaine de la physiologie.
Elle est pleinement rassurée par le résultat de l'HGPO. Aucune des valeurs obtenues n'égale ou ne dépasse les seuils de définition du diabète gestationnel : 0,92 g/L à jeun, 1,80 g/L 1 h après l'ingestion de la préparation glucosée, 1,53 g/L 2 h après.
Rappelons que l'observation d'une seule valeur pathologique suffit à définir le diabète gestationnel.

Tests dynamiques endocriniens

Conclusion

Le diabète gestationnel est un trouble de la tolérance au glucose diagnostiqué pour la première fois au cours de la grossesse. Il doit être dépisté selon les recommandations en vigueur, car il peut avoir des conséquences chez la mère et chez l'enfant.

Fiche 36

Dossier n° 10

Observation

Une patiente âgée de 52 ans est hospitalisée en urgence après un épisode d'altération de l'état de conscience, survenu en fin d'après-midi en présence de son mari. Celui-ci rapporte des difficultés à parler de façon cohérente, une sudation abondante et une sensation de regard vide, mais pas de perte de conscience. Cela fait plusieurs mois, une à deux fois par semaine, que des malaises de ce type se produisent, à tout moment de la journée, de façon plus ou moins importante. Généralement, ils sont résolutifs après absorption d'un thé très sucré, qui réconforte son épouse. Celle-ci n'est d'ailleurs pas de nature à s'inquiéter pour sa propre santé, et cela ne doit pas être très grave, puisque le remède à ces petits malheurs est une bonne tasse de thé.

À son arrivée aux urgences, la patiente présente une glycémie à 0,65 g/L, qui a été mesurée préalablement à 0,40 g/L lors de l'arrivée des secours à son domicile. Elle n'a pas d'antécédent familial de diabète, et personne n'est diabétique dans son entourage amical. Une fois son état stabilisé, elle est transférée dans le service d'endocrinologie.

La patiente ne présente pas d'insuffisances viscérale, surrénalienne ou corticotrope ; l'absence d'insuffisance corticotrope a été vérifiée par un test au Synacthène® (acétate de tétracosactide) classique à 250 µg. Son IMC est normal. Elle ne boit jamais d'alcool, ne suit pas de traitement médicamenteux de façon régulière et en dehors de ses malaises récurrents, son état général est plutôt satisfaisant. L'hypothèse d'une tumeur mésenchymateuse est rapidement écartée.

Il est décidé de procéder à une épreuve de jeûne de 72 h. La patiente est informée du déroulement du test et de son côté contraignant et potentiellement désagréable.

L'épreuve est arrêtée à la 40e heure : la patiente commence à être un peu somnolente, à répondre avec retard aux questions qu'on lui pose, et transpire beaucoup. Elle est également très pâle. Sa glycémie est à 0,38 g/L. Les symptômes disparaissent rapidement après administration parentérale de glucose.

Les résultats biologiques sanguins à la fin de l'épreuve de jeûne sont les suivants :

Paramètres	Résultats de la patiente	Critères pour le diagnostic d'insulinome
Glucose	0,38 g/L	≤ 0,45 g/L
Insuline	18 µU/mL	≥ 3 µU/mL
Peptide C	1,4 ng/mL	≥ 0,6 ng/mL
Proinsuline	7,5 pmol/L	≥ 5 pmol/L
β-hydroxybutyrate	1,2 mmol/L	≤ 2,7 mmol/L
Anticorps anti-insuline	Absence	Absence
Recherche des sulfamides	Absence	Absence

Ces résultats correspondent au profil biologique d'un insulinome.

Commentaire

Les petits malaises récurrents de la patiente à son domicile n'étaient pas anodins. On retrouve dans la description qu'en fait son mari les éléments de la **triade de Whipple**, c'est-à-dire l'association de signes cliniques compatibles avec une hypoglycémie, des hypoglycémies vraisemblablement inférieures à 0,5 g/L, comparables à celle constatée par le médecin urgentiste, et la résolution rapide du malaise par l'absorption d'une boisson qualifiée de **très sucrée**. Heureusement, si l'on peut dire, un malaise plus important que les autres conduit à appeler les secours.

À partir de là, la conviction d'un hyperinsulinisme endogène s'impose rapidement. La patiente n'est pas diabétique et n'a pas de diabétique dans son entourage immédiat, de sorte que l'on peut exclure facilement une hypoglycémie factice par auto-injection d'insuline ou prise d'hypoglycémiants oraux. De la même façon, les différentes étiologies d'hypoglycémie non tumorale sont éliminées les unes après les autres. Les endocrinologues suspectent donc fortement la présence d'un insulinome, à confirmer par une épreuve de jeûne d'au plus 72 heures.

L'épreuve est arrêtée à la 40e heure, du fait de l'apparition de signes cliniques neuroglucopéniques (somnolence, difficultés d'élocution) et de signes adrénergiques (sueurs, pâleur) répondant à l'hypoglycémie, inférieure à 0,45 g/L et donc très marquée.

Les résultats biologiques de fin d'épreuve de jeûne traduisent une inadaptation de la réponse insulinique au niveau d'hypoglycémie constaté. Les valeurs de proinsuline, d'insuline et de peptide C ne sont pas freinées. La valeur observée pour le peptide C est une preuve supplémentaire de l'absence d'auto-injection d'insuline. Quant à la valeur

abaissée du β-hydroxybutyrate plasmatique, elle résulte de l'inhibition de la cétogenèse hépatique par l'insulinémie. La négativité de la recherche d'anticorps anti-insuline et de sulfamides hypoglycémiants achève d'orienter le diagnostic vers un insulinome.
Le stade suivant est celui du diagnostic topographique, avec la réalisation d'un scanner en coupes fines du pancréas, avec coupes en phase artérielle précoce, et d'une écho-endoscopie. Ces techniques d'imagerie mettent en évidence chez notre patiente un insulinome de 7 mm au niveau de la face antérieure du corps du pancréas.
Le traitement est l'exérèse chirurgicale. L'histologie a confirmé le caractère bénin de la tumeur, sans propagation.

Conclusion

Le diagnostic d'hypoglycémie organique n'est pas facile, car les symptômes sont souvent non spécifiques. Le diagnostic positif d'hypoglycémie repose sur l'association simultanée de signes cliniques évocateurs, neuroglucopéniques et/ou adrénergiques, et d'une glycémie veineuse ≤ 0,45 g/L. Le diagnostic positif d'une sécrétion inappropriée d'insuline repose sur la confrontation d'une glycémie veineuse abaissée et d'une sécrétion de proinsuline, d'insuline et de peptide C non freinée. L'insulinome en est la cause la plus fréquente, bénigne dans 90 % des cas.

Elsevier Masson S.A.S.
65, rue Camille-Desmoulins,
92442 Issy-les-Moulineaux Cedex
Dépôt légal : mai 2024
Composition : Aptara
Imprimé en Pologne par Dimograf